자가 치유 만능 백신
생명수 요법

자가 치유 만능 백신
생명수 요법

초판 발행   2019년 8월 26일

엮은이   김정희 · 오영교
발행인   권윤삼
발행처   도서출판 산수야

등록번호   제1-1515호
주소   서울시 마포구 월드컵로 165-4호
전화   02-332-9655
팩스   02-335-0674

값은 뒤표지에 있습니다. 잘못된 책은 바꾸어 드립니다.
ISBN 978-89-8097-481-8 03510

이 도서의 국립중앙도서관 출판시도서목록(CIP)은 e-CIP 홈페이지
(http://www.nl.go.kr/cip.php)에서 이용하실 수 있습니다.
(CIP 제어번호 : CIP2019031140)

감기에서 암까지 돈이 전혀 들지 않는 자가 치유요법, 요료법

자가 치유 만능 백신
생명수요법

김정희 · 오영교 엮음

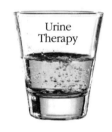

Urine
Therapy

산수야

차례

Chapter 3 한국 의사들의 임상체험 이야기

Chapter 4 해외 의사들이 소개하는 요료법

Chapter 5 요료법 체험담

Chapter 6 요료법에 관한 궁금증과 전문가의 답변

1. 요료법이란 무엇인가요? | 2. 요료법 비방자들은 무슨 근거로 오줌이 위험하다고 하나요? | 3. 가장 효과적으로 이용하는 방법은 무엇인가요? | 4. 땀을 억제하나요? | 5. 요료법에 맞지 않는 오줌도 있나요? | 6. 오줌과 침에는 유사성이 있나요? | 7. 자신의 오줌을 사용해야 하나요? 아니면 다른 사람의 오줌을 사용해도 되나요? | 8. 질병치료에는 오줌을 어느 정도 섭취해야 하나요? | 9. 오줌에서 나쁜 맛이 날 때는 어떻게 하면 좋은가요? | 10. 생리 때도 요료법이 가능한가요? | 11. 요마사지는 어떻게 하나요? | 12. 중병일 때는 어떻게 요료법을 하면 좋은가요? | 13. 노화 방지에 도움이 되나요? | 14. 요료법의 반응으로 어떤 증상이 나타날 수 있나요? | 15. 요료법은 왜 대중에게 많이 알려지지 않고 현대 의학계에서는 무시하나요? | 16. 어떤 사람들이 이 요법을 실천했나요? | 17. 밤중의 잦은 배뇨로 아침의 첫 번째 오줌이 소량인데 어느 정도 마시면 좋은가요? | 18. 오줌을 받아서 조금 두었다가 마셔도 무방한가요? | 19. 오줌 색과 맛이 매일 다른데 같은 방법으로 마셔도 괜찮은가요? | 20. 항문으로 오줌을 넣는 구체적인 방법은 무엇인가요? | 21. 요료법을 시작하자 편도선염이 왔는데 음뇨에 의한 것이 아닌가요? | 22. 오줌이 만병통치약인 것처럼 보이는데 과장이 아닌가요? | 23. 자연치유력에 대한 얘기가 많은데 오줌이 어떻게 자연치유력을 높이나요? | 24. 호전반응이 심하게 나타나서 고생하고 있습니다. 마시는 오줌의 양을 줄이면 나타나지 않나요? | 25. 에이즈 환자도 요료법으로 치유될 수 있나요? | 26. 현대 의료에서 왜 요료법을 반대하나요? | 27. 요료법을 하려면 진단이 필요한가요? | 28. 난치병일 경우에는 어느 정도의 단식 기간이 필요한가요? | 29. 약을 복용할 때도 요료법을 하나요? | 30. 통풍에 요산이 함유된 오줌을 마셔도 좋은가요? | 31. 구내염이나 치주염 등이 있을 때 오줌을 마셔도 괜찮은가요? | 32. 오줌을 마시고 눈에 넣는데 다른 사용법은 없나요? | 33. 아토피로 요료법을 시작했으나 효과가 나타나지 않습니다. 마시는 양을 늘려야 할까요? | 34. 요료법으로 효과가 없었던 병이 있나요? | 35. 아토피를 앓고 있는 어린아이에게도 효과가 있나요? | 36. 우울증에도 효과가 있다고 들었는데 심신증에도 효과가 있나요? 신경증(노이로제) 등의 정신병에는 어떤가요? | 37. 오줌을 발라서 무좀이 나았다고 하는데 음낭습진에도 좋나요? | 38. 요료법 시행 중에 다른 병이 생길 가능성은 없나요? | 39. 요단식이란 무엇을 말하나요? | 40. 간질에도 효과가 있나요? | 41. 혈압이 내려간다고 들었는데 저는 오히려 올라갑니다. 계속해야 할까요? | 42. 수면약을 먹고 있는데 약성분이 오줌으로 나오면 약을 과잉섭취하는 결과가 되지 않나요? | 43. 고혈압으로 염분 제한을 하는데 짠맛이 나는 오줌을 마셔서 염분을 더 많이 섭취하는 것은 아닌가요? | 44. 방광염인데 세균이 들어 있는 오줌을 마셔도 괜찮은가요? | 45. 당뇨병으로 칼로리 제한식을 하고 있는데 당이 들어 있는 오줌을 마셔도 괜찮은가요? | 46. 신염으로 단백뇨가 나오는데 그런 오줌도 괜찮은가요? | 47. 신염으로 인공투석을 하고 있어요. 신장에서 제대로 여과되지 않은 오줌이라도 괜찮은가요? | 48. 혈압약을 먹고 있는데 요료법이 괜찮은지, 약 성분이 나오는 오줌과 함께 약을 먹으면 복용량이 과다한 건 아닌가요? | 49. 혈압약을 먹고 있는데 요료법으로 혈압이 너무 내려가지 않을까요? | 50. 임신 3개월인데 요료법을 해도 태아에게 해는 없나요? |

머리말

사람은 누구나 건강하길 원합니다. 인류는 유구한 역사 속에서 건강의 해법을 찾기 위해서 의학과 과학을 동원해 왔습니다. 또한 인류 스스로 자가 건강해법도 모색하며 연구해 왔습니다. 그러나 그 어느 하나도 쉬운 일이 없었습니다. 인류는 암 앞에 힘없이 무너지는 현상들을 수도 없이 보아왔습니다.

그런 와중에 일본과 독일뿐만 아니라 이번엔 미국생명과학 연구진에서 '요료법과 줄기세포'(Urine and Stem Cells)를 깊숙이 연구하여 아주 중요한 치유핵심의 결과물을 얻어내고 그 키워드로 "소변에도 줄기세포가 있다"는 사실을 발표하기에 이르렀던 것입니다.

요료법 연구자들이 수천 년 동안 탐구해 온 결과, 요료법은 면역증진, 혈당혈압조절, 항암역할, 항염증, 호르몬 조절, 혈류 개선, 혈관확장, 혈전용해, 조혈, 이뇨, 긴장이완, 수면촉진, 소화기능향상, 배설기능촉진, 항 노화, 체력증진, 관절염 정상촉진, 류머티스 치료, 각종 암세포들의 활동을 막아내는 치유의 요소들이 숨겨져 있습니다.

　다양한 과학자들의 실험결과 소변에는 항암성분 물질, 질병에 저항하는 단백질 글로불린, 각종 호르몬과 효소, 미네랄, 항산화 물질이 다양하게 포함되어 있는 것으로 밝혀졌습니다. 오줌은 인체에 효능이 있는 건강약의 원재료로 구성되어 스스로 치유하는 물질을 만들어 내는 기적의 원소들이기에 더 많은 활용이 필요합니다.

　중국 과학원 산하 광저우 생물의학건강연구진은 인간의 소변에서 채취한 세포를 유도만능줄기세포(IPS)로 역분화시킨 뒤 이를 치아 형성에 필요한 세포들로 다시 분화시켜 쥐의 신장에 이식해 치아와 유사한 구조를 지닌 조작을 만들어 내는데 성공했다고 메디컬 뉴스 투데이가 발표했습니다.

　오줌요법인 요료법을 연구해 온 의학자, 생명과학자가 한두 사람이 아닙니다. 숱한 실험과 연구과정, 임상적용과정을 거치면서 요료법의 효과를 입증해 왔습니다. 감기에서 암까지 돈이 전혀 들어가지 않는 자가 치유 최고 방법이 바로 요료법인 셈입니다. 성경에서도 '네 샘에서 흐르는 물을 마시라'고 이야기하고 있는 바와 같이 요료법은 하나님이 인간을 창조하실 때 우리 안에 생명수로서 주셨던 것입니다.

건강은 인간의 꾸준한 노력 외에 하늘이 도와야 합니다. 여러 가지 기초적인 건강 유지 방법들 외에도 요료법으로 최고의 자가 치유법을 적용할 때 우리의 몸은 전반적으로 세포의 건강 향상에 기여할 것입니다.

그동안 김정희 회장(한국MCL연구회)님께서 30여년 간 직접 요료법을 시행하시면서 국내외의 많은 분들과 교류했습니다. 세계 각국에서 개최하는 요료법 모임에 직접 참가하고 체험담을 발표하며 많은 자료와 정보를 『의사가 체험으로 말하는 요료법』과 200회 모임을 기념하여 『요료법과 줄기세포』란 책으로 출간하신 것을 독자 여러분들이 쉽게 이해하고 접근할 수 있도록 소책자로 재편집하였습니다. 지구상의 많은 분들의 건강한 삶을 위하여 김정희 회장님의 변함없는 뜻이 전달되었으면 합니다.

김정희 회장님과 산수야 출판사에게 진심으로 감사드립니다.

오영교

Chapter 1

요료법이란 무엇인가

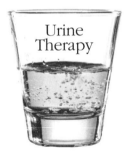

오줌의 생성과 성분

오줌은 생명체의 혈액에서 나오는 것

오줌이란 생명체가 분비하는 액체입니다. 사전에는 "신장에서 혈액이 여과, 흡수, 분비 등의 과정을 거쳐 요로를 통해서 체외로 배설되는 액체"라고 쓰여 있습니다.

신장을 통과하는 혈액이 사구체에서 여과되는 양은 하루에 약 170L입니다(신장을 통과하는 누적 혈액량은 학자에 따라 1톤, 1.5톤, 5톤, 7톤 등으로 견해의 차이가 있습니다.). 이중 99%는 신장의 요세관으로 재흡수되어 혈액으로 돌아가므로 오줌으로 배설되는 것은 1~1.5L에 불과합니다. 그러므로 오줌은 생명체가 만들어 낸 혈액의 산물로써 귀중한 몸의 정보원이기도 합니다.

오줌과 혈액의 성분비교

오줌성분과 혈액의 혈구세포(적혈구와 백혈구, 혈소판 등)를 제외한 90%의 액체 성분인 혈청의 중요성분을 비교하면 둘 다 기본적으로 같은 성분을 함유하고 있는 것을 알 수 있습니다. 온몸에 뻗어 있는 동맥은 신장에서 작은 가지로 분리되어 모세혈관이 되고 그 끝은 둥글고 실이 함께 모인 것 같이 되어 있습니다. 온몸을 돌아다닌 동맥혈이 신장의 사구체에 들어와 여과되어 생성된 액체 중에 신체에 필요한 성분은 세뇨관으로 재흡수되고 남은 것이 오줌입니다. 이 오줌은 신우에 모여서 요관을 통해 방광에 모입니다.

혈청은 약알칼리성이지만 보통 오줌은 약산성입니다. 이 약산성인 것이 신선요의 냄새에 영향을 끼쳐 악취의 발생을 억제하는 것이라 생각됩니다.

또한 오줌에는 혈청과는 다르게 각각의 미네랄이 균형 있게 함유되어 있습니다.

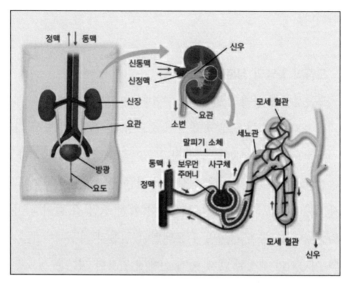

〈신장의 구조와 기능〉

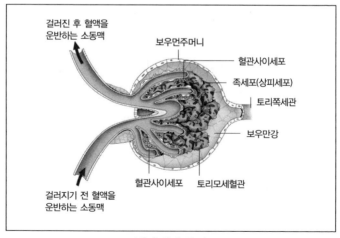

〈신장 상세 구조〉

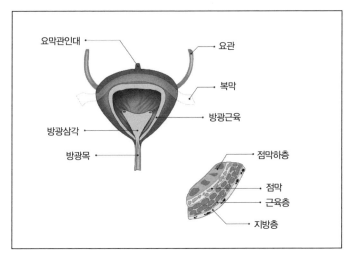

〈방광 구조〉

오줌의 생리활성물질

오줌의 주요 성분 중 가장 많이 알려져 있는 것은 뇌혈전, 심근경색의 약으로 알려진 유로키나제입니다. 유로키나제는 오줌을 원료로 하여 생산된 제품입니다. 그 외 오줌에는 비만억제물질, 면역자극물질, 항알레르기 물질, 항스트레스 물질, 수면유도물질, 항원물질 등이 함유되어 있습니다.

일반적으로 이들의 생리활성물질이 입이나 목의 점막을 통과하면 점막상피세포를 자극하여 체내의 생리활성물질이 활성화되고 그 분비가 촉진된다는 추론을 일본 나까오 료이치 의사가 발표한 바 있습니다.

오줌과 장내세균

학자들의 연구결과에 의하면 오줌은 장내세균(유산균 등)에 아주 좋은 영양원이 됩니다. 그 이유는 적당량의 질소화합물과 좋은 미네랄을 골고루 함유하고 있기 때문입니다. 대장 내에 좋은 세균이 번식하면 균체량이 증가하므로 변의량이 증가하여 변비를 해소합니다. 또 대장 내에 좋은 세균이 증식하면 체내에 필요한 필수아미노산, 지방산, 비타민 등의 흡수를 도와줍니다.

이같이 오줌을 마시게 되면 장내에서 세균이 정장작용을 일으켜 장내세균과 잘 공생하여 좋은 순환관계를 만들어 내는 점에서도 요료법은 필요합니다.

입에서 항문까지는 체외

오줌이 아무리 여과되어 나온 것이라 해도 해로운 성분이나 세균 등을 함유하고 있을지 모르니 이것을 마셔도 괜찮을까? 하고 일반사람들이 의심할지 모릅니다. 따라서 먼저 몸의 안과 밖을 확실히 알아보는 것이 필요합니다. 발생학적으로 입에서 항문까지는 외배엽에서 된 것이므로 사실 몸의 외부에 속하며 거기서 배설된 대변은 균 덩어리입니다. 이에 비하여 혈액이 신체 내부 구석구석에 뻗쳐 있는 혈관을 돌아 신장에 이르러 사구체에서 여과되어 나오는 것이 오줌이므로 몸의 내부에 속하며 거기서 나온 오줌은 완전히 무균상태입니다.

그렇다면 왜 그토록 몸에 필요한 오줌을 우리 인간은 배출하는 것일까요? 간단히 말하면 혈액의 농도를 일정하게 유지하기 위한 활동입니다. 그래서 몸에 필요한 성분일지라도 체액이나 혈액의 농도의 균형을 잃을만 하게 되면 그 과잉분을 소변으로 배출하는 것입니다.

오줌은 자신이 만들어 낸 '생명수'

오줌은 체내 구석구석의 정보를 갖고 있는 많은 생리활성물질을 함유한 깨끗한 액체이므로 생명수라고 할 수 있습니다. 그러므로 아직도 오줌을 더러운 배설물이라고 생각하고 있는 사람이 있다면 하루빨리 오줌이 건강과 나아가 미용에까지도 좋은 자신이 만든 '자가 생명수'라는 확신을 갖고 용기를 내어 요 건강법을 실시하도록 합시다.

요료법의 과학

오줌은 깨끗하다

오줌을 배설물이라고 오물시하는 경향이 있지만 실은 갓 나온 오줌은 무균이고 깨끗하다는 것은 이미 알려진 사실입니다.

왜 오줌은 이같이 몸에 유익한 것일까요? 오줌은 혈액이 신장에서 여과된 것으로 말하자면 혈청인 것입니다. 그러므로 오줌에는 몸 구석구석을 한두 번 돌고 돌아 역할을 끝낸 혈액성분과 체내의 병이나 스트레스로 역할을 다하지 못한 혈액이 신장을 통과하여 배출된 것이 오줌이기 때문에 혈액성분이 많이 함유되어 있습니다. 생체 내에서 만들어진 성분으로서 오줌처럼 다종다양한 성분이 함유된 물은 없을 것입니다.

오줌은 많은 정보를 갖고 있다

오줌 속에 들어 있는 유용성분으로는 체내에서 그 역할을 다한 알카리성 물질, 비타민, 효소, 호르몬, 그 외 미량의 생리활성물질이 있습니다. 이들 성분은 각각 사람의 몸 상태, 병 종류와 증상에 따라 다릅니다. 건강한 사람이라도 식사, 수면, 계절에 따라 영향을 받습니다.

예를 들면 보통사람의 오줌에는 비타민 A는 배출되지 않지만 결핵이나 암환자인 경우에는 비타민 A가 다량 배출됩니다. 오줌에 들어 있는 비타민 B군이나 비타민 C는 식사 내용이나 신장염, 임신, 육체피로 등에 의하여 영향을 받습니다.

이처럼 오줌은 그 사람의 건강상태를 잘 알고 그 사람의 건강에 관한 많은 정보를 갖고 외부로 나오는 것이기 때문에 그야말로 '생명수'인 것입니다.

오줌의 중요성분과 작용

우리 몸에 필요한 대부분의 성분이 오줌에서 발견됩니다. 그 중요한 성분은 다음과 같습니다.

① 요소

오줌에 가장 많이 함유된 성분입니다. 항균작용이 강하고

특히 결핵균의 증가를 억제합니다. 이때 다량의 비타민 C와
병용하면 그 효과가 상승한다고 합니다.

② 요산

요산도 요소와 같이 결핵균에 대한 저지력이 강하고 그뿐
아니라 체내에서 암으로 변하려는 물질을 억제하는 힘이 있
습니다.

③ 미네랄

오줌에는 여러 가지 미네랄이 함유되어 있습니다. 그 미네
랄은 오줌이 만들어지는 과정에서 알 수 있듯이 체내에 일단
흡수되고 잉여분이 체내에서 체외로 나오는 것이므로 흡수율
도 좋고 식품에서 섭취하는 것보다 효율적입니다. 오줌을 오
래 두면 뿌옇게 변합니다. 이것은 요소가 오줌속의 효소에 의
하여 분해되어 암모니아 성분으로 바뀌어 오줌이 강알카리성
으로 변하기 때문에 풍부한 미네랄 성분이 용해되기 어려운
물질로 변하여 침전하기 때문입니다. 그래서 오래된 오줌은
탁하게 보이는 것입니다. 이것은 결코 부패된 것이 아닙니다.
그리고 이 암모니아 성분이 있는 오줌을 피부에 바르면 흡습
성이 강하여 피부를 윤택하게 만듭니다.

④ 생리활성물질

그 외에도 오줌에서 건강에 중요한 미량 호르몬이나 생리활성물질이 많은 과학자들에 의하여 추출되었는데 그것은 다음과 같습니다.

유로키나아제, 표피증식인자, 코로니자극인자, 성장호르몬 적혈구생성인자, 생성자극호르몬, 칼리크레인, 항암물질(안티네오 프라스톤 H−11, β−인돌초산, 디렉틴, 3−메칠그리옥살 등)

오줌은 우수한 약제사

이 같이 오줌은 체내에서 생성된 생리활성물질을 골고루 함유하고 있습니다. 예를 들면 어떤 특정한 병에 오줌은 그 병에 대한 효과가 있는 생리활성물질을 마치 옛날 허준이 처방한 것처럼, 아니면 그 이상으로 배합이 잘된 생명수를 제공한다고 볼 수 있습니다. 오줌은 체내의 세포 하나하나까지 세밀히 진단하여 자기 몸에 알맞은 생리활성물질을 배합시키는 우수한 약제사라고도 할 수 있습니다.

오줌은 사람뿐 아니라 모든 동물에게 부여된 자신의 몸 상태에 따라 체내에서 배합된 자연 그대로의 '생수' 인 것입니다. 그리고 그것을 점막상피세포를 통하여 체내세포를 자극시키는 요 건강법이야말로 가장 합리적인 요법이라 할 수 있습니다.

나까오 의사 선생님이 설명한
인체와 요료법 메커니즘

정밀한 인체구조

인류는 발생 초에 비해서 체형에 변화가 있어도 인체기능의 본질은 조금도 변하지 않았습니다. 예를 들어 5감각기관인 시각, 청각, 후각, 미각, 촉각의 기능을 생각해 보면, 오늘날에 이르기까지 특별히 변화된 것이 없지만 그럴 필요성도 느낄 수 없을 만큼 본래 완벽하게 만들어져 있습니다.

시각을 보더라도 천연색, 입체상, 자동조리개, 자동초점, 자동셔터, 눈물의 자동세척클리닝, 눈썹의 자동방진장치, 렌즈의 밝기는 1.0 이상의 기능을 가지고 있습니다. 사진기를 보면 오늘에 이르기까지 훌륭한 수준으로 기능이 업그레이드

됐지만 우리 눈의 능력에 비한다면 비교도 되지 않습니다.

청각에서는 고음, 저음은 물론 미세한 소리의 변화까지 판정할 수 있는 능력을 갖고 있다는 것은 누구나 아는 사실입니다. 후각, 촉각, 미각 등의 판정능력에 대해서도 곰곰이 생각해 보면 놀라운 사실을 발견할 수 있습니다. 특히 미각은 혀에 달고, 짜고, 맵고, 쓰고 그 외에 여러 가지 감칠맛까지 판별할 수 있는 미뢰(味)가 있어 전기 검사로도 판별할 수 없는 것도 즉각 판별할 수 있는 능력이 있습니다. 더군다나 입에 넣은 것이 몸에 좋지 않거나 독성이 있다고 판단되면 곧 토해 버리면서 강제적으로 배제시킵니다. 이처럼 우리의 인체는 뇌의 판단을 기다리지 않을 정도로 완벽한 능력을 갖추고 있습니다.

인간의 소프트웨어인 뇌수(腦髓)를 보면 상상 이상의 사고력을 가지고 있으며, 모양, 색, 소리까지 기억하고 그 위에 미세한 전력마저도 필요치 않은 정밀구조가 작동하고 있습니다. 눈으로 보고 귀로 듣고 냄새를 맡고 맛을 보는 것을 종합해서 판정을 내리는 뇌의 활동은 참으로 경이로운 생체의 기능입니다.

오줌은 인체 내의 모든 정보를 갖고 있는 하드디스크

정상적인 방어기능을 가진 인체에 병이 생기면 완전자동복원기능이 작동하게 됩니다. 자연치유능력을 가진 면역세포가 활동하기 때문입니다.

자연치유능력은 곧 인체기능의 항상성(恒常性)이며 한의학에서 말하는 '기력' 입니다. 인체에서 이 능력을 충분히 발휘하려면 어디가 어느 정도 아픈지에 대한 정확한 데이터를 받고 분석하는 기능이 필요합니다.

혈액은 체내를 순환한 후 신장에서 여과되어 원래의 혈액으로 순환을 되풀이합니다. 그럴 때 대사물질(代謝物質)이 배출된 것이 오줌입니다. 따라서 오줌은 체내를 돌면서 아픈 곳을 완전히 파악하고 있는 정보원이며, 신장을 통해 배출되는 오줌은 체내의 부족성분을 혈액에서 찍어 온 복사판이라 할 수 있습니다. 다시 말해 체내의 모든 정보가 입력되어 있는 컴퓨터의 하드디스크와 같은 것으로 그 사람만의 특유의 정보원이며 화학적인 약물과는 전혀 다른 것입니다. 그래서 현대과학이나 의학지식을 동원해도 복잡한 질병이나, 사람마다 다른 수많은 오줌성분의 분석과 병에 대한 판단은 불가능합니다.

반면 우리의 몸에는 병의 정보원인 오줌을 자동분석하는

능력이 있습니다. 이런 자동분석 능력은 인후부 주면에 있는
것으로 추정하고 있으며 이를 뒷받침할 수 있는 요인을 알려
드리겠습니다.

 첫 번째, 오줌에 함유되어 있는 물질인 '인터페론'을 정맥
주사시에는 평균 1000만 단위로 하는데 경구투여시에는 불
과 100단위로 해도 그 효과면에서는 같습니다. 또한 경구를
하지 않고 위 속으로 바로 넣을 경우에는 그 효능을 전혀 볼
수 없습니다.

 두 번째, 방광암이나 신장암에도 오줌을 입으로 지나가게
하면 회복효능을 볼 수 있지만 체내에 있는 오줌에서는 아무
런 영향을 볼 수 없습니다.

 세 번째, 오줌을 입안에 머금고 있다가 뱉어도 그 효능이
있습니다.

 네 번째, 미국의 요료법에 대한 저서에 "단순한 감기에서
말기 암에 이르기까지 요료법으로 치료할 수 있을 뿐 아니라
병에 대한 진단도 필요 없게 된다."라고 한 내용이 있습니다.
이처럼 인체에는 오줌을 통하여 병이 자동진단이 되고 면역
력이 증강되는 경이로운 능력을 갖고 있습니다.

목에는 병태(病態)감지기능이 있습니다

동경치과대학 명예교수인 호리구치의 'B-spot의 발견'에 의하면 B-spot(비스팟)은 비공(鼻控)과 목이 이어지는 비인공이라고 불리는 부분을 말하며 인간이 살아 있는 한 공기가 계속 이곳을 통과하고 있어 끊임없이 염증을 일으킨다고 합니다. 이 염증은 우리들을 괴롭히고 있는 두통, 어깨 통증, 현기증, 알러지성 질환, 자율신경실조증 같은 병의 '불씨'이고 류머티즘에서 당뇨병, 교원병, 구내염, 위궤양, 백랍병, 심지어 암, 우울증까지 B-spot이 정상화가 되면 나을 수 있다고 밝혔습니다.

예부터 감기는 만병의 근원이라고 했습니다. 감기는 목의 염증에서 시작되어 몸의 모든 진단기능을 상실시켜 자연치유력을 방해합니다. 다시 말해, 목의 염증은 질병초기에 자연치유력이 상실된다는 것을 경고하는 증상입니다. 물론 감기는 전신의 조화가 깨져 일어나는 증상이며 어떤 곳이든 나빠질 가능성을 지니고 있다는 것을 알려주는 것이라고 해석할 수 있습니다. 목은 몸 전체의 센서입니다.

장에도 뇌와 같이 생각하는 능력이 있습니다

항문 부위의 장세포가 목에 있는 세포와 같이 몸 상태를 판독하는 기능이 있을 것이라는 가설이 있습니다. 그래서 오줌을 마시기 어려워하는 사람들이나 젖먹이 아기, 어린이에게는 항문에다 2~5cc 정도의 소량의 오줌을 주입하기도 합니다. 니이가다대학의 후지다 교수에 의하면 장에 있는 센서를 자극하면 장에서도 호르몬이 분비된다고 합니다.

보통 장은 장기 중 하나라고 생각하지만 대단한 능력을 갖고 있습니다. 장관(腸管)이 마비되고 척수(脊髓)가 차단된 상태라도, 장만으로도 스스로 그 임무를 해낼 수 있습니다. 이처럼 조직에서 자기 스스로 일을 해내는 작용을 맡고 있는 것을 센서세포라 하며 그 센서가 감지하는 것을 신경세포가 전달합니다. 그 신호를 받은 리셉터는 근육의 신경이며 곧바로 뇌의 작용(조직)으로 이어집니다.

센서세포의 작용은 가지각색입니다. 예를 들면 단백질이나 지방질이 풍부한 식품이 들어오면 췌장에 명령해서 분해효소를 장내로 끌어옵니다. 술이나 음식이 들어오면 알코올이나 아미노산을 감지해서 위에 지령을 내려 위산을 분비시킵니다. 또 달걀노른자가 들어오면 이를 인식해서 담낭을 움직여 수축운동을 일으키기도 합니다. 음식 안에 독소가 섞여 있을 때 장이 감지를 해서 장벽에 다량의 액체(장액)를 분비해서 독물을 체외로 보냅니다. 바로 '설사'입니다. 이 같은 구조는 생체의 방어반응으로서 매우 중요합니다. 장을 통해 유해물질을 감지하고 설사로 내보내지 못한다면 독으로 일찌감치 죽게 됩니다. 이러한 장의 작용기전을 미뤄보았을 때 목과 항문에 오줌의 정보를 감지하는 기능이 있다고 해도 이상할 것이 없습니다.

요료법은 치료효과가 앞서는 의료(醫療)

요료법 연구는 처음부터 다른 의학 연구와는 다르게 결론이 먼저 나오고 이론은 다음에 나옵니다. 다시 말해 치료효과가 앞서고 이론이 뒤에 나오는 것입니다. 오줌을 마심으로써 감기에서 암까지 어떤 질병에도 효과가 있다는 사실이 선행합니다. 인도에서 개최된 세계요료법회의와 니카라콰이에서 개최된 중남미국가회의에서도 입증이 되었으며 매일 세계 각국에서 MCL연구소에 보내오는 수많은 임상예로 봐서 충분히 납득이 됩니다.

더군다나 요료법은 50년 이상 지속해도 부작용이 없다는 사실로 판명되고 있습니다. 그 외에도 역사적으로 그 효과가 4,000년 전부터 알려져 왔음에도 불구하고 아직 요료법의 효과에 대한 이론적인 해명이 되지 않고 있습니다. 효과가 확실한데도 이론적인 해명이 되지 않으니 의학의 궤도에 들어가지 못하고 어디까지나 민간요법으로 취급되고 있는 것이 현실입니다. 원리가 분명하지 않아도 치료효과가 확실히 나타나는 것이 바로 인체의 불가사의한 점입니다.

오줌은 약(藥)이 아닙니다

나까오 선생은 70년에 걸친 의료경험에서 요료법을 넘어서는 치료법을 경험한 일이 없다고 합니다. 하나의 물질로 치료와 예방을 해내는 것은 오줌을 빼고는 없다는 것입니다. 그런데 체외로 배출된 것이 다시 체내로 들어가 효과가 있다면 마시지 않고 체내에 있는 동안에도 효과를 발휘할 것이라고 생각할 수도 있습니다. 이런 점에서 요료법은 약물이 아닌 것이 확실합니다. 그러면 왜 오줌은 체외로 배출되었다가 다시 마셔야만 효과를 발휘하는 것일까요? 혹시 인체에는 미량으로 배출된 물질을 분석해서 자연치유능력을 발휘하는 작용이 갖춰 있는 것은 아닌지 상상해 볼 수 있을 것입니다.

하야시바라생물화학 연구소의 키모토 박사는 연구결과에서 신장염에 요료법이 좋은 영향을 줬다고 말합니다. 더욱이 오줌을 만드는 신장이나 방광에 암이 생긴다는 것은 오줌이 약물이 아니라는 것을 말해줍니다. 또한 마시면서 신장암이나 방광암 등의 암이 소실되는 것은 오줌의 미량물질을 분석하는 기능이 인체에 있으며 거기서 얻은 정보에 따라 자연치유력을 발휘한다고 결론을 내릴 수 있습니다.

병을 치유하는 것은 자연치유력이지 약물이 아닙니다. 병이 낫는 것은 어디까지나 '자연치유력' 즉 생체 자신의 힘에 의한 것으로 약물은 조력을 해줄 뿐이라는 것을 알아야 합니다. 그래서 약품에 의해 병이 낫는다고 생각하는 것은 착각에 지나지 않습니다. 유기물질인 오줌은 자연치유능력을 증가시키는 것으로 이보다 더 좋은 치료제는 없습니다.

새로운 사실을 발견하고 발전시키는 것은 참으로 어려운 일입니다

'천연두에 한 번 걸리면 두 번 다시는 천연두나 우두에 걸리지 않는다.' 젖 짜는 농부에게서 이 말을 들은 제너(Jenner)는 연구를 거듭해서 이 말이 사실인 것을 밝혀냈고 이를 논문으로 학사원에 제출했습니다. 하지만 학사원은 이해할 수 없는 이론이라며 일축해 버렸습니다.

당시(18세기)에는 전염병의 원인이 세균이나 바이러스라는 것을 아직 몰랐을 때였고 100년이 지나서야 밝혀졌습니다. 제너의 논문을 보고 비웃는 사람도 많았지만 인정한 사람 또한 많았기 때문에 결국 유럽 전역에서 받아들여졌습니다.

1,900명에게 우두를 접종하고 그 중 500명에게는 다시 천연두를 접종했는데 한 사람도 감염이 되지 않았습니다. 지금은 일반화되어 있는 천연두와 우두접종도 처음엔 비웃는 사람이 많았던 것처럼 요료법도 그러하다고 생각합니다.

싸움터에서 체험한 귀중한 사실

요료법이 빛을 보게 된 것도 30여 년이 지났습니다. 나까오 선생이 연구를 시작한 것은 1937년부터였지만 대중에 알린 것은 그로부터 50년이 지난 1988년에 일본 야마나시현 고후시 사회교육센터에서 처음 요료법 강연회를 개최한 이후부터였습니다. 특히 건강잡지 「소카이」에 기사가 게재되고부터 처음으로 사람들에게 알려지게 되었습니다.

이전부터 의료계 관계자들에게 알릴 필요가 있어 1985년 8월 31일 발행한 일본 의사신보 제3201호에 게재했었습니다.

"제2차 세계대전 중에 미얀마, 인파루전에 군의관으로 종군하여 지옥의 버마전선에서 많은 부상병에게 요료법을 실시케하여 요료법이 어떤 질환에 특별한 효과가 있었는가에 대한 사실과 영양실조에 걸린 힘없는 부상병들이 아무런 부작용 없이 회복된 사실…"

이 글로 오줌을 마시는 것은 생체에 어떤 악영향을 주는 것이 아니라는 사실을 알릴 수 있었고, 현재 80이 다된 의과대학교수들도 시험해 볼 수 없었던 귀중한 '인체실험' 자료를 제공해 주었습니다. 만일 전쟁터의 경험이 없었더라면 요료법이 아무리 5,000년의 역사와 여러 가지 경험을 예로 들더라도 대중에게 의사로서 책임지고 권할 수는 없었을 것입니다. 동물실험보다는 인체실험이 모든 면에서 훨씬 뛰어나기 때문입니다.

그 후 에이즈에 관한 치료법을 일본 의사신보 3281호에 이어서 '헤르페스와 통풍에 탁월한 효과가 있는 요료법', '류머티즘의 치료는 자기오줌으로' 등을 의학잡지나 의사회보에 게재하여 의사들의 비평이나 의견을 듣고자 했습니다. 하지만 이에 대하여 아무런 반대 의견이 없었습니다. 지방의 의사들은 자신들의 헤르페스와 류머티즘에 탁월한 효과를 보았다는 실험 결과를 보고할 정도였습니다.

일반인들에게 요료법을 알려도 아무런 부작용이 없다는 확신을 갖고 강연회를 개최했습니다. 특히 「소카이」라는 건강잡지에 10여 년간 요료법을 대대적으로 소개했습니다. 대중들이 오줌을 마시는 것에 대해 아무런 지장이 없다는 기초적인 실험단계를 마치고, 다음 연구 목적으로는 '요료법의 메커니즘'을 밝혀주는 것이었습니다. 메커니즘을 모르면 그냥 민간요법으로써 효과가 있다는 것일 뿐이지 학회에 발표하여 효과를 확인시킬 수가 없기 때문입니다.

요료법의 메커니즘에 대하여 연구를 하면서 오줌이 '체내정보'의 복사판이라는 생각을 했습니다. 이미 보고된 '목 부분에 있는 특수한 세포 발견'이라는 연구논문과 아울러 생각하면서 '오줌이 목을 통과함으로써 자연치유력을 증강시킨다.'라는 추론을 만들어 냈습니다. 그리고 오줌을 주입관으로 직접 위장으로 주입시켜 보았으나 목을 통과했을 때처럼 효과가 나타나지 않는다는 실험결과를 통해 추론을 증명했습니다.

1996년 인도 고아에서 열린 제1회 세계요료법대회에서 나까오 선생은 이 메커니즘에 관한 강연보고를 통하여 세계에 처음으로 공표했습니다. 그리고 1999년 독일 게스펠드에서 개최된 제2회 세계요료법대회에서 특별강연자로서 이 메커니즘을 알렸고, 아무런 이의도 없이 출석한 여러 나라의 의사와 학자들로부터 인정을 받았습니다.

현재 요료법에 관한 출판물은 한국, 미국, 독일, 프랑스, 호주, 중국, 인도, 멕시코, 브라질, 대만, 태국 등 헤아릴 수 없을 정도로 많이 퍼져 있습니다. 특히 일본은 주요신문과 TV

매체들을 통해서 전국에 소개가 되었고 게재된 외국 과학 잡지는 「네이처」, 「스피겔지」를 비롯하여 열거할 수 없을 정도입니다. 중국에서는 한 마을의 반 이상이 요료법을 실천하고 있다는 보고를 받기도 했습니다. 나까오 료이치 의사가 제창한 요료법은 현 의학계에 있어서 원자탄과 같다고 했습니다. 더욱이 요료법 덕분에 많은 사람들이 구제를 받았다는 공로로 일본에서 '문화공로상'을, 브라질에서는 '금환 후작장'이 수여되었고, 프랑스에서는 표창장을 보내 왔습니다. 요료법 제창 후 10년간 걸친 요료법 보급의 놀라운 성과입니다.

Chapter 2

요료법과 줄기세포

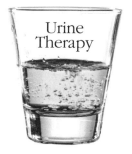

줄기세포와 요(尿)줄기세포

저는 나까오 의사 선생님이 설명한 인체와 요료법 메커니즘 외에도 요료법을 검증할 만한 요소가 또 있을 것이라는 생각을 가지고 있었습니다. 그렇게 30년 동안 요료법을 연구하다 요줄기세포 논문을 접하게 되었고, 오줌이 체내에 엄청난 효과가 있는 것은 분명 오줌과 줄기세포 간에 의미 있는 연관 때문이라 추론했습니다. 그래서 이 책을 통하여 지금까지 쌓아온 저의 요료법 지식과 줄기세포의 연관성을 과학적으로 풀어내려 합니다.

세포와 줄기세포

육체의 기본단위는 세포입니다. 우리 몸의 조직을 만드는 엄마세포(씨세포)는 줄기세포입니다.

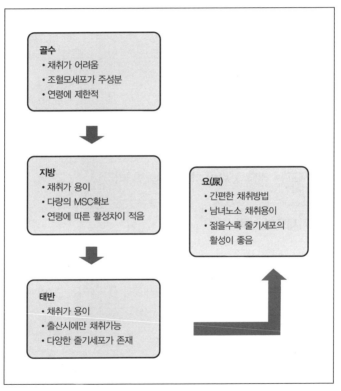

〈성체줄기세포(MSC)의 종류〉

줄기세포의 종류

줄기세포는 크게 배아줄기세포와 성체줄기세포로 나뉩니다.

배아줄기세포

배아줄기세포는 수정 후 14일이 안 된 세포 덩어리 단계의 배아에서 얻을 수 있습니다. 증식력과 분화능력이 높지만 안전성이 떨어져 임상이 어렵습니다.

성체줄기세포

어디에서 뽑느냐에 따라 줄기세포의 명칭이 다릅니다.

줄기세포는 자가재생과 증식능력이 중요합니다. 특히, 요줄기세포는 해당 능력이 다분히 높습니다.

줄기세포의 능력

- **자가재생능력**(Self Renewal)

  동일한 형태의 능력을 가진 세포수를 늘리는 능력이 있습니다.

- **호밍효과**(Homing Effect)

  신체의 손상된 부위로 이동하여 재생하는 능력이 있습니다.

- **분화능력**(Differentiation)

  약 210가지 종류의 줄기세포로 분화되는 능력이 있습니다.

줄기세포 기능

- **재생 기능**(Regeneration)

  줄기세포가 피부세포를 재생하게 돕습니다.

- **항상성 유지**(Homeostasis)

  우리 몸의 상태를 정상적으로 유지하는 균형자 역할을 합니다.

요줄기세포의 가능성

최근 연구결과 소변에도 줄기세포가 존재한다는 것이 발견되었습니다. 소변에 존재하는 줄기세포를 요(尿)줄기세포라 하며, 이는 신장에서 떨어져 나온 줄기세포입니다. 소변에서 유래한 줄기세포는 특히, 비뇨생식계 체세포로 분화가 용이하여 신장조직의 재생과 기능회복에 도움을 주고, 비뇨생식계 질환치료에 도움을 줄 수 있습니다.

성체줄기세포 중 의학적으로 현재 가장 많이 쓰이고 있는

것은 지방줄기세포입니다. 앞으로 5년 후에는 '요줄기세포'
가 줄기세포 치료에 주로 상용화될 것이라고 합니다. 요줄기
세포는 언제 어디서나 간단하고 편리하게 채취가 가능하며,
남녀노소 누구나 보관이 용이합니다.

특히, 어린이, 청소년들도 본인의 줄기세포를 아무런 통증
없이 보관할 수 있습니다.((주)바이오스타 『요(尿)줄기세포은행
(uKSTEM)』 참고.)

줄기세포 이야기

줄기세포는 200~250여 가지의 세포들로 분화될 잠재력을
가지고 있습니다. 다음은 최근 연세대 최강열 교수가 21세기
의학의 패러다임을 바꾸고 있는 줄기세포에 관하여 독자들이
쉽게 접근하고 이해할 수 있도록 YTN사이언스에 출연하여
설명한 내용을 참고하였습니다. 더 자세한 내용이 궁금한 독
자들은 줄기세포에 관한 강의 내용들을 찾아서 보는 것도 도
움이 될 것입니다.

배아줄기세포는 어린이입니다

배아줄기세포는 커서 무엇이 될지 아직 예측 불가한 잠재
력 있는 어린이와 같다고 할 수 있습니다. 배아줄기세포는 모

든 세포가 될 수 있는 잠재력을 가지고 있습니다.

배아줄기세포에 대한 연구는 늘 생명 윤리의 문제를 안고
있기 때문에 다루기가 조심스럽습니다.

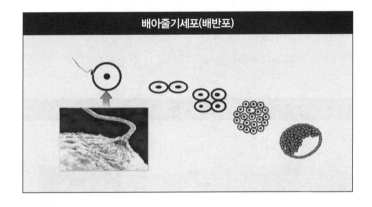

배아줄기세포(배반포)

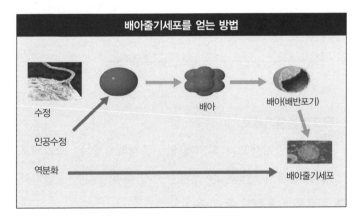

배아줄기세포를 얻는 방법

수정

인공수정

배아

배아(배반포기)

역분화

배아줄기세포

성체줄기세포

성체줄기세포는 배아줄기세포와 다르게 제한적인 잠재력만 가지고 있습니다. 손상이나 질병, 노화 등으로 죽은 세포를 대체하기 위해 새로운 세포를 공급하는 미분화상태의 세포입니다. 필요한 때에 자외선, 엑스선 등의 빛을 방출하기도 합니다. 도마뱀 꼬리가 잘리면 두 개가 생기지 않고 딱 하나만 다시 생기는데 이때 성체줄기세포가 작용합니다.

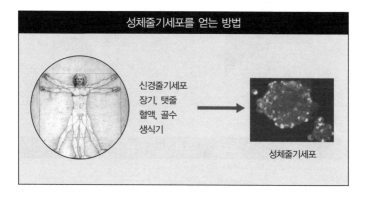

유도만능줄기세포

유도만능줄기세포는 자연계에는 존재하지 않는 줄기세포입니다. 면역거부반응, 암 등의 문제가 해결이 되어야 줄기세포 치료를 실용화할 수 있습니다.

유도만능줄기세포

체세포

유전적 재프로그래밍
특정유전자들을 세포에 전달함

유도만능줄기세포

유도만능줄기세포

수정란이나 난자를 사용하지 않아 윤리문제에서 자유로우면서도
분화능력은 배아줄기세포와 비슷한 수준인 줄기세포

미국 연구팀 "소변에도 만능 줄기세포 있다"

최근 미국의 웨이크 포리스트 뱁티스트 메디컬센터(Wake
Forest Baptist Medical Center) 재생의학연구소 연구팀이
소변에서 채취한 줄기세포를 방광에서 혈관에 이르는 다
양한 조직의 세포로 분화시키는 데 성공했다고 사이언스
데일리와 메디컬 뉴스 투데이가 보도했습니다.

소변에도 다양한 종류의 세포로 분화할 수 있는 능력을
지닌 만능 줄기세포가 있다는 사실이 밝혀짐에 따라 소
변 속의 줄기세포는 아주 간단하고 비용이 별로 들지 않
는 방법으로 사실상 무제한 채취가 가능하다고 연구팀을
이끈 장위안위안(Yuanyuan Zhang) 박사가 밝혔습니다.

이 세포는 배아의 기본구조로 줄기세포의 특징인 내배엽, 중배엽, 외배엽으로 분화했습니다. 이는 이 세포가 진정한 줄기세포의 능력을 지니고 있음을 보여주는 것입니다. 이 줄기세포는 골수 같은 결합조직에 들어 있는 줄기세포인 중간엽세포와 작은 혈관에서 발견되는 중간엽세포의 일종인 혈관주위세포(pericyte)의 표지도 지니고 있었습니다.

연구팀은 실제로 이 줄기세포를 방광의 내막을 구성하는 평활근과 요로상피세포로 전환시키는 데 성공했습니다. 방광평활근과 요로상피세포를 돼지의 내장으로 만든 뼈대(scaffold)에 입혀 쥐에 이식한 결과 한 달 후 여러 겹의 구조를 지닌 조직을 형성했습니다.

소변 줄기세포는 체세포에 특정 유전자를 주입해 역분화시켜 만드는 유도만능줄기세포(iPS)와 배아줄기세포와는 달리 이식했을 때 기형종양을 형성하지 않는 이점이 있다고 연구팀은 밝혔습니다. 장위안위안 박사가 이끈 연구팀의 연구결과는 국제학술지 '줄기세포(Stem Cell)' 온라인판에 게재됐습니다. 미국 연구팀이 "소변에도 만능 줄기세포 있다"고 발표한 내용은 SBS뉴스와 각종 신문 등 언론매체에 소개되었습니다.

요료법은 선택이 아닌 필수입니다

불로초가 내 몸 속에?

노화는 사망 가능한 요인이거나 질병은 아니지만 질병에 걸리는 위험이 증가하게 되며, 노화가 어느 정도 진행되면 사망에 이르게 됩니다. 신체기능이 노화된다는 것은 몸안의 세포는 더욱 빨리 노화가 진행되고 있다는 것입니다. 오줌을 마시고 있다면 보다 젊고 건강한 삶을 영위할 수 있습니다.

명의가 내 몸 속에?

질병은 "몸의 온갖 병"이라는 뜻으로 신체 기관의 기능 장애와 죽음에 이르기까지를 포괄합니다. 오줌을 마시고 있다면 어느 날 나도 모르게 나 자신조차 알아볼 수 없는 치매… 점점 혈관이 막히는지도 모르는 채 돌연사를 당하거나… 질환으로 오는 고통스러운 합병증 등을 예방할 수 있습니다.

기적이 내 몸 속에?

사고는 예측할 수 없는 우리 삶에 도사리고 있는 무시무시한 불행입니다. 사고 시 응급처치를 어떻게 했느냐에 따라서 사람의 삶과 죽음이 좌우되기도 하며, 회복기간이 단축되거나 길어질 수도 있고 일시적인 장애로 끝날 수 있었던 것이 영구적으로 고정되어 버릴 수도 있습니다. 오줌을 마시고 있다면 갑자기 닥쳐온 사고에도, 보다 빠른 회복을 기대하고 좋은 예후의 가능성을 높일 수 있습니다.

요료법과 줄기세포 비교

줄기세포는 아픈 곳을 찾아가 치료하는 재생성과 항상성이 있습니다.

세포유형	요줄기세포	지방 줄기 세포	골수줄기세포	배아줄기세포
자가재생과 증식능력	높다	높다	제한적	매우 높다
다분화 능력	다분화능 높다	골수와 비슷	다분화능	높다
채취 방법	비침습적	침습적	침습적	침습적
순수줄기세포 분리	매우 쉽다	어렵다	어렵다	쉽다
종양 형성	아니오	아니오	아니오	예
임상 시험	가능	가능	가능	안전문제

역할 및 기능	상처치유	혈액공급	면역조절	항균작용	세포사멸 예방	내분비 조절
줄기세포	O	O	O	O	O	O
오줌	O	O	O	O	O	O

　이처럼 표를 살펴보면 요료법은 줄기세포의 성능과 너무나 닮은 것을 관찰할 수 있습니다.

　결론적으로 요료법을 통하여 무수한 종류의 병들이 치유될 수 있는 이유는 오줌이 지닌 여러 가지 유익한 성분 중, 특히 줄기세포가 인체의 아픈 부분을 찾아서 낫게 하는 것이라 추론할 수 있습니다. 드디어 오줌 안에서 무한한 기능을 지닌 요줄기세포가 발견됨으로써 요료법 효과가 과학적으로 검증되어 가는 과정에 있다고 생각합니다.

Chapter 3

한국 의사들의
임상체험 이야기

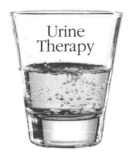

난치병 치료에 탁월한
효과를 나타내는 요료법

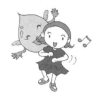

전홍준 | 의학박사, 외과전문의, 하나통합의원 원장

나의 요료법 경험

나는 2004년 아시아 · 태평양 지역 요료법대회(토쿄)에서 요료법을 처음 만났습니다. 주최측으로부터 '한국의 대체의학'을 주제로 강의 요청을 받고 참가하게 되었는데, 여기에서 새로운 의학의 세계를 접하게 되었습니다.

사실 20여 년 전 일본의 의사 나까오 선생이 저술한 『기적을 일으키는 요료법』을 본적이 있었습니다. 그 당시에 나는 '세상에는 좋은 약초나 건강법이 많은데 하필이면 오줌 따위를 먹을 필요가 있겠는가?' 라고 일축해 버리고 말았습니다. 그런데 이 대회에서 암이나 심장병, 뇌졸중, 자가 면역 질환과 같은 난치병을 치료하는 데 요료법이 탁월한 효과가 있다는 것을 알게 되었습니다.

이 대회에서 특별히 인상 깊었던 사람은 요료법대회 회장이었던 고미야마 세쯔꼬 선생입니다. 당시 84세의 현역 의사였는데 아주 건강하고 활기찬 모습으로 마치 60대처럼 보였습니다. 고미야마 선생은 60세 무렵부터 직접 요료법을 실천하며, 요료법과 식이요법만으로 환자를 치료하는 클리닉을 운영하고 있었습니다.

고미야마 선생의 아버지는 토쿄대학병원 약제사 출신으로 어려서부터 아버지와 딸이 함께 여러 가지 약초 연구를 하였는데, 결론적으로 이 세상에서 제일 좋은 약을 하나만 고르라고 한다면 그것은 바로 자신의 오줌이라는 것입니다. 이 의사의 『아침 한 잔의 오줌이 백가지 약보다 낫다』라는 책은 요료법의 좋은 가이드북으로 알려져 있습니다.

80대의 한국인 과학자 김기일 박사의 모습도 아주 인상적이었습니다. 이 분은 70세까지 혈압강하제를 복용하고 있었는데 요료법 실행 후 고혈압이 완치되어 더 이상 약물을 쓸 필요가 없게 되었다고 합니다. '고지혈증과 고혈압에 대한 요료법의 효과'를 주제로 연구하여 80세가 넘어서 박사학위를 받은 분입니다. 이 분이 강의하는 모습은 너무 활기차고 건강해 보였습니다.

요료법 대회를 통하여 '요료법은 아주 쉽고 단순하지만 그효능은 뛰어나다' 는 사실을 직접 확인했습니다. 그러나 한국으로 돌아와서는 요료법을 실천하지 않았을 뿐만 아니라 환자들에게 널리 알리지도 못했습니다.

그러다가 2008년 2월 KBS '아침마당' 이라는 프로그램에출연하여 '외과 의사가 대체의학자로 변신하게 된 경험' 에대해서 강의할 기회가 있었는데 이 프로그램을 본 한 젊은 여성으로부터 전화 상담을 받게 되었습니다.

젊은 여성의 어머니가 86세인데 방광암으로 세 차례나 수술을 받고 항암제, 방사선 요법 등을 실행하였지만 지금은 절망 상태라는 것입니다. 이 이야기를 듣는 순간 그동안 잊고있었던 요료법을 떠올리게 되었습니다.

"어머니의 몸 상태와 상관없이 방광암이 다 나았다고 믿게하십시오. 다 나았으니 일어나 걸으라고 하세요. 우리 속담에누우면 죽고 걸으면 산다는 말이 있지 않습니까? 그리고 나오는 모든 오줌과 식물줄기세포 효소를 드시도록 하세요."

이런 말을 상담 중에 하고 있었지만 '나이 많은 노인이, 더구나 말기 암 환자인데 나을 수 있을까?' 라는 의심이 들었습니다. 나도 믿을 수가 없었지만, 그 여성에 대한 성의로 이렇게 말하고 있었습니다.

그런데 약 6개월 후 그 여성이 어머니가 거의 나았다며 나를 찾아왔습니다. 너무 놀라 어떻게 했느냐고 물었더니 내가 시킨 대로 했다며 웃었습니다. 걸을 힘이 없어서 천장에 밧줄을 매달아 붙잡고 '나는 다 나았다'는 생각으로 계속 걷는 연습을 하면서 자신의 모든 오줌과 식물줄기세포를 복용했다는 것입니다. 89세인데 건강하게 지내고 있다고 기뻐했습니다.

2008년 가을 어느 천주교회 신부님의 초대를 받고 건강에 관한 강의를 한 적이 있었는데 이 자리에서 나는 요료법을 소개했습니다. 약 3개월 후 그 강의를 들었던 50대 여성으로부터 전화가 왔습니다.

이 여성은 지난 20여 년 간 관절 류머티즘으로 온갖 치료약을 다 써봤지만 전혀 차도가 없어서 외출도 어려운 상태였습니다. 나의 요료법 강의를 듣고 집에서 요단식과 요전신마사지를 규칙적으로 실행하였는데 많이 좋아져 지금은 혼자서도 먼 길을 여행할 수 있게 되었습니다. 특히 신기한 일은 그동안 불면증에 시달려 수면제에 의존해 왔는데 이제는 잠이 잘 온다는 것입니다. 더구나 잠에 취해 버스를 타고 종점까지 가버린 일이 있을 정도라고 알려 주었습니다.

이 분은 이렇게 말했습니다. "요료법은 하나님이 주신 최고의 약입니다. 주변의 많은 사람들에게 책을 사주면서 요료법을 소개하고 있습니다."

두 명의 난치병 환자가 좋아진 것을 보면서 용기를 얻어 환자들에게 요료법을 적극적으로 실행하기로 마음먹게 되었습니다. 나는 지난 몇 년 동안 하루도 거르지 않고 매일 두세 컵의 오줌에 프로폴리스를 몇 방울 떨어뜨려 마시고 있습니다. 속이 편안해지는 것은 물론이며 쾌변을 보고 활력도 좋아졌으며, 머리숱도 많아졌습니다. 예전에 알고 지내던 사람들은 얼굴이 좋아지고 피부도 깨끗해졌다고 말합니다.

2009년 초 50대의 여성 환자가 찾아왔습니다. 이 환자는 두통, 어지럼증, 견비통, 요통, 손발 저림, 가슴 압박감, 소화장애, 변비, 안구통, 불면증, 불안장애 등 많은 증상을 호소하고 있었는데, 2년 간 교환교수로 미국에 다녀온 후부터 이런 증세가 발병하였다고 했습니다.

미국 생활이 주는 스트레스와 서양 음식을 과식한 것이 교감신경을 긴장시키고 혈액을 오염시켜 혈액순환 장애를 가져왔고, 그것이 병증의 원인이라고 생각되었습니다. 이 환자는 그동안 대학병원에서 많은 검사와 약물치료를 받았고 한방병원에서 침구치료, 건강식품 등으로 치료하였으나 증세가 개선되지 않자 나의 클리닉을 찾아왔습니다.

종전에도 이런 환자들을 만날 때는 거의 예외 없이 단식을 권했는데 이 환자의 경우에는 10일간 식물줄기세포 효소와 오줌만을 먹게 하는 요단식을 실행하였습니다. 그 후 이 환자의 모든 증세가 사라져버렸습니다.

요단식은 다른 절식방법에 비해서 공복감이나 무력감들이 훨씬 적기 때문에 힘들지 않고 그 효과는 더 좋다는 것을 알게 되었습니다. 나는 이 환자가 치유된 것을 보고 절식요법 환자들에게는 요단식법을 병행하기로 하였습니다.

그 후 나는 내원하는 거의 모든 환자들에게 요료법을 소개하고, 특히 만성 질환이나 난치성 환자들에게는 필수적으로 요료법을 권하고 있습니다.

2008년부터 나는 아프리카의 여러 나라와 아이티 같은 재난 지역에서 의료봉사를 하고 있는데 가는 곳마다 환자들에게 요료법을 가르칩니다. 이런 나라에는 의료 자원이 빈약하기 때문에 요료법이 좋은 보건 의료의 대안이 될 수 있습니다.

요료법으로 치료된 환자들

요료법으로 치유된 환자들을 지면에 다 소개할 수는 없습니다. 완쾌된 환자가 많을 뿐만 아니라 질병의 종류도 다양하기 때문에 몇 가지 사례만을 간추려 소개하려고 합니다.

✱ 58세 여성(간암)

2009년 12월 나의 병원에 찾아오기까지 한국의 유명한 암 센터에서 간암 절제수술, 수십 회의 동맥색전술, 그 후에 임 파선과 폐의 전이로 항암화학요법, 방사선 치료를 받았지만 계속 암이 진행되어 절망상태에 빠지게 되었습니다.

종전에도 이런 환자들을 많이 봐 왔는데 중환자들을 위해 서 나는 두 가지 치료원칙을 가지고 있습니다. 첫째는 마음 속으로 반드시 낫는다는 믿음을 가지게 합니다. 몸의 상태나 형편을 보지 말고 '아프지만 다 나았다'고 믿는 것입니다.

둘째는 수술, 항암제, 방사선 같은 병을 공격하는 방법 대 신에 전신의 해독과 면역 증강을 실행합니다. 특히 식물줄기 세포와 같은 면역증진요법을 중요하게 생각하는데, 이 환자 에게는 요료법을 추가로 소개했습니다.

오줌 한 잔에 프로폴리스 5방울을 섞어서 하루 5회 이상 마 시게 하고, 전신의 요마사지도 병행케 하였는데, 지금은 많이 호전되었습니다. 이 여성은 건강했던 예전의 모습을 되찾았 고, 지금도 요료법을 계속하고 있습니다.

✱ 42세 남자(만성신증후군)

현직 공무원으로 약 5년 전부터 전신부종, 피로, 단백뇨와

혈뇨, 혈청검사 BUN, Creatinine 수치의 과도한 상승을 보이는 전형적인 신증후군 환자로서 그동안 어느 대학병원에서 스테로이드 등 약물치료를 받고 있으나 개선되지 않은 사람이었습니다.

대체로 현대 의학은 이런 환자들을 평생 관리해야 하는 난치병환자로 간주합니다. 대부분의 환자들은 점점 나빠져서 신부전으로 발전하게 되고 결국은 신장투석에 의존하게 됩니다. 나는 이 환자에게 해독과 면역요법으로서 10일 간의 요단식을 시행하였습니다. 요단식이란 나오는 오줌 모두와 당근·사과주스나 포도주스, 따뜻한 물만을 먹고 다른 음식물을 취하지 않는 일종의 절식요법입니다.

나는 그동안 많은 환자들에게 요단식을 실행해 왔고 날마다 새로운 환자들에게 요단식을 권하고 있는데, 요단식은 종래의 단식법에 비해서 쉽고 효과가 매우 좋은 장점이 있습니다. 25년 간 많은 사람들에게 여러 가지 방법의 단식을 권했는데, 요단식은 어떤 방법보다 쉽고 효과도 좋았습니다.

요료법을 통해서 내가 경험한 바는 오줌이야말로 최상의 이뇨제라는 것입니다. 오줌을 마신 후 얼마 안 되어 곧바로 오줌이 마려운 것을 누구나 경험할 수 있습니다. 그러므로 신증후군이나 심장병 환자 등의 부종을 해결하는 데 요료법은 아주 좋은 방법입니다. 그 후 이 환자는 생채식과 요료법을 주로 실행하였는데 1년이 안 된 시점에 대학병원 의사로부터 완치 판정을 받았습니다.

✱ 17세 여고 1년생(관절 류머티즘, 아토피)

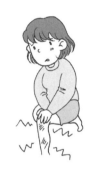

유아시절부터 아토피가 있었고 열두 살 무렵부터 관절 류머티즘으로 무릎과 발목이 붓고 아파서 제대로 걷지 못하는 여고생이 나의 클리닉에 왔습니다. 그동안 전문 클리닉에서 스테로이드, 진통소염제 등 약물 치료를 수년 간 받아왔지만 전혀 개선되지 않았습니다.

이 학생은 10일 간의 요단식 후 매일 5컵 이상의 오줌과 요전신마사지, 생채식으로 약 3개월 후에 모든 약을 끊고도 통증이 사라졌습니다. 아토피는 거의 자취를 감춰 피부가 아주 깨끗해졌습니다.

이 학생의 어머니는 비만과 협심증으로 관상동맥의 스텐트 삽입술 후 장기간 약물투여를 해왔는데 딸과 함께 요단식, 생채식, 매일 요료법을 시행한 후 모든 약을 중단하고 아주 건강해졌습니다.

* 52세 남성(인슐린의존성 당뇨, 신부전)

이 남성은 매일 25unit의 인슐린을 투여하는 당뇨, 고혈압, 신부전 초기로 신장투석은 하지 않았지만 권유를 받고 있는 상황에서 나를 찾아왔습니다.

그는 하루 5컵 이상의 오줌과 요마사지, 식물줄기세포 투여, 생채식 실행 후 약 2개월 만에 인슐린 투여나 혈당강하제, 혈압약을 모두 끊고 혈당과 혈압이 정상상태로 회복되었습니다. 혈중 BUN, Creatinine 농도가 많이 개선되었으나 아직 정상 범위로 떨어지지 않은 상태인데 앞으로 이 요법을 계속할 때 완전히 회복될 것으로 추정하고 있습니다.

이런 환자도 '반드시 낫는다, 이제 다 나았다'고 믿고 이러한 치료방법을 지속한다면 완치시기를 앞당길 수 있다고 봅니다.

* 53세 남성(요추 디스크 탈출증)

심한 요통과 하지방사통으로 추간판 탈출증 진단을 받은 중년 남성이 수술 날짜를 예약해 놓은 상태에서 나의 클리닉으로 찾아왔습니다. 나는 이런 통증 환자를 많이 진료했는데, 이들에게 반드시 단식을 먼저 권합니다.

오늘날 대부분의 의사나 환자들은 허리가 아프면 허리디스크, 목이나 어깨가 아프면 목디스크라고 믿는데 실상은 그렇지 않은 경우가 많습니다.

만성통증의 대부분은 혈액순환장애가 그 근본 원인입니다. 긴장과 스트레스로 교감신경이 흥분되어 혈관이 긴축되고 음식의 과식으로 피가 끈적끈적해져, 혈류가 어려워지면 우리 몸은 스스로 혈액순환을 잘하기 위해서 프로스타글란딘 같은 호르몬을 분비하여 혈관을 확장시키려고 안간힘을 쓰게 되는데 이것이 통증으로 느껴지게 됩니다.

오늘날 만성통증 환자의 절대 다수는 머리나 목, 어깨나 허리, 무릎이나 등이 아픈데 혈액순환장애가 원인입니다. 통증학자로 명성이 높은 뉴욕대학의 존 사르노(John Sarno) 교수, 워싱턴 대학의 군(Khun) 교수, 사우스 베일로 대학의 전동휘 교수 등은 만성 통증의 대부분은 근골격계 구조 이상과는 전혀 상관이 없으므로 X-ray나 CT, MRI 검사 등은 필요하지 않으며, 특히 수술은 더욱 불필요하다고 말합니다.

이 디스크 환자에게 10일 간의 요단식과 신경자극요법을 시행하자 깨끗하게 나아서 수술을 할 필요가 없게 되었습니다. 이 환자 이외에도 고질적인 두통, 견비통, 좌골신경통, 무릎관절통 등 많은 만성통증 환자들이 요단식, 요마사지, 채식위주의 식사 등으로 더 이상 병원 치료가 필요 없을 만큼 쉽게 치료된 경우를 많이 봅니다.

* 18세 남자(알레르기 비염, 축농증)

남자 고등학생으로 알레르기 비염과 축농증 때문에 찾아왔는데 유·소아기 때는 아토피의 병력을 가지고 있었습니다. 이비인후과나 피부과에서 장기간 치료를 했으나 호전되지 않은 경우입니다. 우리 사회에 이런 환자들이 너무 많습니다. 알레르기 비염이나 아토피는 코나 피부병이 아니라 창자의 병, 전신의 병입니다. 그래서 코와 피부를 치료해도 아무 소용이 없는 것입니다.

이 환자에게는 10일 간의 요단식, 오줌으로 코 세척과 피부 마사지, 그 후 생채식 요법, 봉독요법의 병행으로 깨끗하게 좋아졌습니다. 이런 환자에게는 찬물, 우유, 밀가루, 백설탕 같은 차가운 성질의 음식, 육식, 계란 등을 삼가고 당근·사과주스나 생강차, 따뜻한 물을 주로 먹도록 권하며, 매일 2회 이상의 오줌 마시기, 오줌으로 코 세척과 피부세척을 계속하도록 권하고 있습니다.

아토피, 알레르기 비염, 기관지천식 같은 알레르기성 질환은 피부나 코나 기관지에 국한된 질환이 아니라 창자 내의 이로운 균이 약화됨으로써 초래한 장누수증후군이 그 근본 원인입니다. 곧 창자 병입니다. 이 장누수증후군 때문에 장내의 독소와 세균이 장벽을 뚫고 체내에 스며들어와 혈액에 내독소(endotoxin)를 생성한 결과이므로 이런 알레르기 질환은 장 누수증후군을 치료하고 전신의 해독과 면역력 회복이 그 근본 치료의 길입니다. 따라서 모든 알레르기 질환은 요단식과 그 후 요료법 및 식이요법이 뛰어난 효과가 있습니다.

＊ 56세 여성(비만, 고혈압, 편두통, 알레르기 피부질환)

미국에 살고 있는 재미교포로 나의 TV 건강강의를 듣고 찾아왔습니다. 그 동안 위와 같은 문제들로 미국의 병원에서 많은 치료를 받아왔는데 근본적인 치료가 되지 않았습니다. 오줌과 식물줄기세포만을 먹는 절식요법을 10일간 실행했습니다.

10일 후 다시 병원에 찾아왔는데 여러 가지 변화가 있었습니다. 그 동안 약을 끊고도 고혈압과 두통이 좋아졌을 뿐 아니라 체중감량도 많았고, 특히 피부와 눈빛이 너무 곱고 깨끗해져서 나도 놀랄 정도였습니다. 그런데 이 여성은 요단식이 힘들지 않고 너무나 좋아서 앞으로 한 달 동안 계속하고 싶다고 말했습니다.

나는 "10일 정도면 충분하니 또 하고 싶다면 6개월 쯤 후에 해도 좋다"고 설득했습니다. 나중에 안 일이지만 나의 설득에도 불구하고 그 후에 7일 간을 더 실시해서 모두 17일 간의 요단식을 했다고 합니다. 본인의 병적인 문제가 사라지자 미국인 남편(비만, 우울증)을 데려오고, 친정 가족들, 동창생들, 그 외의 많은 사람들에게 요단식을 소개하는 등 병원의 홍보 대사 역할을 자임하고 나서기까지 했습니다.

왜 요료법은 효능이 있는가?

한번은 울산에 사는 한 여성으로부터 상담 전화가 왔습니다. 남편이 전립선비대증으로 장기간 약물을 쓰고 있는데 호전되지 않는다며 요료법을 해도 되겠냐고 물었습니다. 어떻게 요료법을 알게 되었느냐고 묻자, 같은 아파트에 사는 전립선암 환자가 나의 클리닉에 와서 요료법 치료를 받은 후 좋아졌다는 말을 들었다는 것입니다. 그 암 환자는 평소에 휠체어에 의존하는 병약한 모습이어서 아파트 주민들은 '얼마 안 가곧 세상과 이별하겠구나' 라고 생각했는데 어느 날부터 혼자서 산책도 하더라는 것입니다. 너무도 놀라워서 어떤 치료 방법으로 이렇게 좋아졌냐고 물었더니 요료법을 한 후에 좋아졌다는 말을 들었다고 했습니다.

고혈압, 당뇨, 비만, 고지혈증과 같은 대사장애, 협심증, 뇌경색, 우울증, 만성피부질환 등과 같이 장기간 약물에 의존했던 환자들이 10일 간의 요단식과 그 후 생활습관의 변화, 지속적인 요료법만으로 자연 치유되는 것을 나는 수없이 경험하고 있습니다.

유방암, 갑상선암, 피부암을 비롯한 여러 종류의 종양 환자들이 요단식과 생채식 등 자연요법을 통해서 수술 받을 필요가 없이 자연 치유되는 경우도 늘 접합니다.

좋아진 많은 환자들의 사례를 여기에 일일이 다 소개할 수가 없습니다. 이 환자들이 자연 치유되고 있는 것은 나의 의술과는 아무 상관이 없습니다. 말 그대로 자연이 치유하고 있는 것입니다.

제2의 히포크라테스, 또는 의학의 황제라고 일컬어지는 파라켈수스(Paracelsus, 1493~1541)는 르네상스 시대의 위대한 의사이자 의학사상가인데 그의 가르침 가운데 다음 이야기는 유명합니다.

"의술은 자연으로부터 나오는 것이지 의사에게서 나오는 것이 아니다. 그러므로 의사는 열린 마음으로 자연으로부터 시작해야 한다."

그는 이러한 철학에서 출발하여 기존의 의학사상과 지식체계를 과감히 던져버리고 혁신적인 의학이론과 방법론을 제시함으로써 근대의학의 시조가 되었습니다. 그는 바젤대학에서 첫 강의를 시작하기 전에 1천년 동안이나 서양의학을 지배해왔던 갈레누스 의학의 교과서를 학생들 앞에서 불태우면서

"의사들이 보고 배울 유일한 교과서는 오직 환자뿐이다. 낡은 고정관념과 전통의 굴레를 벗어던지고 사실과 진리에만 접근하라!"고 가르쳤습니다. 또한 정통적인 의학지식들이 의학의 발전을 가로막는 가장 큰 장애가 된다고 가르쳤으며 오로지 '자연의 책'으로 돌아가야 한다고 설파하였습니다.

파라켈수스는 자연이 가르치는 대로 따라야 한다는 원리 하에 다양한 관찰과 경험을 토대로 매우 독창적인 의학체계를 세웠는데 당시 의사들 대부분은 그의 의학사상과 이론을 이해하지도 받아들이지도 못하였습니다. 몇 백 년이 지나서야 그는 인정받기 시작했고 21세기에 접어들자 그의 의학사상을 다시 평가하고 따라 배우려는 분위기가 일어나고 있습니다.

파라켈수스가 정통의학 교과서를 불태우면서 '자연의 책'으로 돌아가라고 가르쳤던 마음을 나는 요즘 사무치게 실감하고 있습니다. 내가 지금 그와 똑같은 심정입니다. 요료법과 같은 자연요법이 교과서적인 정통의학보다 어느 면에서 훨씬 탁월한 효과가 있다는 증거들을 날마다 보고 있습니다.

생태학자들의 관찰에 의하면 야생동물에게는 질병이 거의 없다고 합니다. 인간과 인간이 기르는 동물에게만 질병이 있다는 것입니다. 인간에게 질병이 많은 이유는 자연의 질서에서 가장 많이 벗어나 있기 때문입니다.

지금 한국에는 고혈압 환자가 약 1천만 명, 고지혈증 환자가 700만 명, 당뇨 500만 명, 비만 환자가 수백만 명 있고 지난 4년 사이에 암 환자가 60%나 증가하고 있습니다. 우리 사회는 난치병 환자의 대량생산 공장과 같다고 표현하는 사람도 있습니다.

몇 년 전 구제역으로 수백만 마리의 가축을 살처분한 일이 있습니다. 그러나 같은 땅에서 사는 야생동물에게는 구제역이 없었습니다. 왜 그럴까요? 야생동물들은 야행성 동물을 제외하고는 밤에 온전히 휴식을 취합니다. 그러나 사람들은 많은 생각과 번민 때문에 마음이 쉬지 못하고, 집에서 기르는 짐승들은 밤에도 밝은 전깃불 아래서 화학 사료를 먹도록 강요당하고 있습니다.

야생동물들은 조물주가 정해놓은 음식물 외에는 먹지 않습니다. 소, 말, 코끼리 등 초식동물은 그 이빨이 풀을 먹도록 맷돌처럼 생겼고, 호랑이나 사자처럼 육식동물들의 이빨은 고기를 먹도록 갈고리처럼 생겼습니다. 이들의 창자구조와 기능도 서로 다릅니다. 그래서 그들은 굶어죽을지언정 절대로 다른 것을 먹지 않습니다. 사람들의 치아 구조는 주로 곡식과 채소를 먹도록 만들어졌습니다. 오늘날 대부분의 난치병들은 동물성 식품의 과식과 밀접한 관련이 있습니다.

야생동물들의 내장을 조사해 보면 결코 과식하는 일이 없는 것으로 관찰됩니다. 또한 그들은 몸에 상처를 입거나 병증이 느껴질 때는 본능적으로 굶습니다. 동굴 속이나 나뭇잎 속에 몸을 감추고 절식하는 것이지요.

때때로 야생동물들이 사타구니를 혀로 핥거나 땅바닥에 방뇨한 오줌을 핥는 것을 관찰할 수 있는데 이는 본능적으로 오줌요법을 실행하는 장면이라 볼 수 있습니다.

야생동물들은 옷을 입지 않으므로 피부를 통해서 호흡을 합니다. 온전히 자연과 하나 되어 숨을 쉬고 있는 것입니다.

오늘날 의학적으로 가장 문제시되고 있는 고혈압, 당뇨, 고지혈증, 비만 같은 대사 장애 환자들, 협심증, 뇌졸중, 만성통증, 알레르기, 자가 면역질환 등이 평생 약을 써도 낫지 않는데 그 이유가 무엇일까요? 암에 대해서도 3대 치료라고 하는 수술, 항암제, 방사선 치료로 눈에 보이는 종양만 공격하여 제거하는 식인데 생존율과 삶의 질 측면에서 불만족스런 결과를 보이는 것은 왜일까요? 그 이유는 병의 원인을 치료하는 것이 아니라 병의 결과(겉으로 드러나는 증세)만 제거하려고 하기 때문에 근본적인 치유가 되지 않는다는 것입니다.

이렇게 비유할 수 있습니다.

흐르는 물에는 어떤 벌레도 생기지 않습니다. 그러나 웅덩이에 물이 고여 부패하면 거기에는 파리, 모기와 같은 여러 가지 벌레나 세균들이 생겨납니다. 그러면 우리는 살충제나 소독약 등 약물을 써서 없애려 합니다. 하지만 물이 부패해 있는 동안에는 근본적인 해결책이 되지 못합니다. 문제를 근원부터 해결하는 전략은 벌레나 세균이 서식할 수 없도록 물을 맑고 깨끗하게 정화하는 것입니다. 오염된 물은 그대로 둔 채 파리에는 파리약을, 모기에는 모기약을 뿌리는 방법은 피의 오염은 그대로 둔 채 고혈압에는 혈압강하제를, 당뇨에는 혈당강하제를 쓰는 서양의학의 대증요법과 같습니다. 병의 원인은 그대로 두고 병의 결과(증세)만 지우려고 하기 때문에 근본적인 치유가 안 되는 것입니다.

원인을 밝혀서 그 원인을 해결해야 되는데 그렇다면 그 원인이 무엇일까요? 만병일독(萬病一毒)이라는 말이 있습니다. 모든 병의 근본원인은 혈액의 오염이라는 뜻입니다. 피가 맑고 혈관이 깨끗하여 혈액순환이 잘되면 어떤 병증도 생기지 않습니다.

그러면 만병의 원인인 혈액의 오염은 왜 생길까요? 앞서 살펴본 야생동물들처럼 자연의 질서에 순응하면서 살면 피가 맑고 깨끗할 텐데 그 질서에서 벗어나 있기 때문입니다. 요료법, 생채식 요법 같은 자연의 질서에 부합되는 생활습관을 회복하면 피가 맑고 깨끗해지면서 만병이 자연스럽게 치유되는 것을 쉽게 볼 수 있습니다. 원래 의학은 이처럼 자연과의 조화를 추구하는 것이었는데 과학혁명 이후 오늘과 같은 분석적이고 기계론적인 의학으로 변질된 것입니다.

오늘날 대부분의 의사들은 현대 서양의학을 가장 과학적이고 객관적인 의학, 실증론에 기초한 증거중심의 의학이라고 자처하고 있는데, 정작 질병의 치료에 있어서는 왜 이처럼 비효율적인 모습을 보이고 있을까요?

나는 지난 20여 년 간 여러 가지 대체의학, 동양의학, 전통의학 등을 현대 서양의학과 비교하면서 실험해 보았고, 이들을 하나로 통합하는 방법론을 모색하기 위해 위스콘신대학 의사학 교실에서 의학사와 의학철학을 공부할 기회도 가졌습니다.

의학의 역사를 살펴보면, 오늘날 의사들이 질병의 원인에 대해서는 별 관심이 없고 질병의 결과만을 지우려고 덤비는 이유를 이해하는데 도움이 됩니다. B.C. 500년에서 A.D. 500년까지 약 1,000년 간은 히포크라테스 의학, A.D. 500년에서 르네상스 시기까지 약 1000년 간은 갈레누스 의학으로 과거 2,000년 동안의 의학은 자연과의 조화와 융합, 인간 전체를 하나의 생명으로 보는 홀리스틱한 의학으로서 동양의학과 아주 흡사한 철학적 배경을 가지고 있습니다.

르네상스 이후 16세기에 베살리우스(Vesalius)가 『인체의 구조에 대하여』라는 저서를 통해 해부학을, 17세기에 윌리엄 하베이(William Harvey)가 『혈액 순환에 대하여』라는 저서를 통해 생리학을, 18세기에 모르가그니(Morgagni)가 『질병의 장소와 원인에 대하여』라는 저서를 통해 해부병리학의 기초를 세웠습니다.

이때부터 질병이란 히포크라테스나 갈레누스가 보듯이 체질의 문제나 자연과의 부조화가 아니라 질병이란 몸의 구체적인 어느 장기에서 염증이나 종양 따위로 나타나는 것이라고 보기 시작한 것입니다.

의학자들의 시야가 자연과 인간 전체를 보는 것에서 몸의 작은 부분인 장기로 이동하게 된 것입니다. 이때부터 기침, 설사, 열 등과 같은 병명 대신에 위염, 담석, 폐암 따위와 같이 병명에 장기의 이름이 붙여지기 시작했습니다.

18세기 말 비샤(Bichat)는 해부병리학을 더 세밀하게 분류하여 조직병리학을, 19세기 말에 피르호(Virchow)는 세포 단위에서 병이 발병하는 세포병리학을 규명하였습니다. 20세기에 들어와서는 분자생물학이나 유전자학 등과 같이 미세한 분야에서 질병의 원인과 해결점을 탐구하는 쪽으로 더 깊게 파고

들게 되었습니다. 파고든다는 표현을 쓰는 이유는 르네상스 이후 의학자들은 땅속 깊이 한 우물을 파고 들어가는 것처럼 깊게 파고들어 탐색하는 모습을 보여 왔기 때문입니다.

그러면 현대 의학이 이처럼 한 우물을 파듯 깊게 파고 들어 탐구한 것이 옳은 길인가요? 꼭 옳기 때문에 이 길로 간 것이 아니라 어쩌다가 그렇게 된 것입니다. 역사 가운데 많은 일들이 꼭 옳은 방향으로만 진행된 것은 아닙니다. 땅속 깊이 들어간 사람의 시야에는 깊은 땅속만 보이고 하늘은 조그마하게 보일 뿐 다른 자연 환경은 보이지 않습니다. 오늘날 의사들의 시야가 이런 상태라는 것입니다. 인간 전체 그리고 인간과 환경과의 관계는 보이지 않고 장기와 세포만 보이는 것입니다. 그러니 이제 의사들은 땅속 깊은 곳도 잘 보아야 하지만 밖으로 나와 넓은 하늘과 주변 모든 자연 환경도 다 함께 넓게 살펴보는 관점의 전환이 필요합니다.

마치 나무는 보되 숲은 보지 못하는 좁은 시각을 벗어나 나무도 보고 숲도 보듯이 질병도 보고 인간 전체를 함께 보는 통합적 관점의 의학을 추구해야 한다는 뜻입니다. 그렇게 할 때 그 환자의 몸과 마음 전체를 꿰뚫어 볼 수 있게 되고 환자와 환경과의 관계를 살펴봄으로써 매우 쉽고도 단순하게 환자를 치유할 수 있는 안목과 지혜도 얻을 수 있게 될 것입니다.

요료법 연구자들이 수천 년 동안 탐구한 결과, 요료법은 면역증진, 항암, 항염증, 호르몬 조절, 혈류 개선, 혈관 확장, 혈전용해, 조혈, 이뇨, 긴장이완과 수면촉진, 소화 및 배설 기능촉진, 항 노화, 체력증강 등에 탁월한 효능을 보이는 많은 증거와 경험을 발견했습니다. 그런데도 의사와 그들의 추종자들은 오줌을 단순한 노폐물로 폄하하면서 배타적으로 취급하려는 경향이 있습니다. 그들은 요료법이 의학적 효과가 있다는 어떤 증거도 없으며 검증된 치료법이 아니라고 주장합니다.

　오늘날 의학계 내에서는 '어떤 치료법이 검증된 치료법이냐 아니냐'를 놓고 논쟁을 많이 하는데, 검증된 치료법에 대해서 말한다면 세상의 어떤 치료법도 완벽하게 검증된 것은 없다고 말할 수 있습니다. 이 말에 대해서 의심이 간다면 의학의 역사를 살펴보면 됩니다.

　수천 년 동안의 장구한 의학의 역사 속에서 배울 수 있는 교훈은 건강과 질병을 규정하는 단일이론은 영원히 존재할 수 없다는 것입니다. 곧 인간의 지성으로는 질병과 건강에 대해서 정확하게 알 수 없다는 것이지요. 우리가 지금 진실처럼 믿고 있는 정통의학의 지식체계 대부분은 한 시대의 놀이나 게임 같은 것이지 그것들이 결코 영구불변의 진리가 될 수 없습니다.

나는 의학사 도서관에서 약 150년 전에 창간된 외과계통의 학술지를 살펴볼 기회가 있었는데 오늘날 우리 외과 의사들의 눈으로 볼 때 초창기 외과 의사들의 수술 방법이나 치료법들은 너무도 어처구니없는, 정말 말도 안 되는 것들이 많았습니다.

오늘날 우리에게 익숙한 치료법들, 이를테면 암에 대한 3대 요법인 수술, 항암요법, 방사선 치료들에 대해서 100년 후의 의사들은 어떤 눈으로 보게 될까요?

대부분의 의사나 사람들이 지금 진실처럼 믿고 있는 과학적 의학도 실은 다음시대의 미신입니다. 따라서 무엇에 대해서든지 이것이 옳다고 말하기보다는 이러한 관점에서 볼 때만 이것이 옳다고 말해야 합니다.

의사들의 학술 집담회나 학회에 가보면 많은 의사들이 연구논문을 열심히 발표하는 모습을 볼 수 있는데 대개는 자신들이 연구한 내용이 과학적인 근거가 있다는 것을 증명하려는 것들입니다. 이런 학회에 참가할 때마다 내가 받는 인상은 대부분의 의학적 지식은 마치 연극의 중간 장면에 잠깐 들어갔다가 나온 관객이 그 연극의 전체 줄거리를 잘 아는 것처럼 이야기하는 모습을 연상케 합니다.

대부분의 의학적 지식들은 생명에 대한 총체적이고 다차원적인 탐구 결과가 아니라 마치 연극의 이 장면, 저 장면을 단편적으로 설명하고 있는 것과 같다고 할 수 있습니다.

요료법의 효능에 대한 많은 의학자들의 탐구 이론들도 이와 같은 경향이 있는 것 같습니다. 요료법을 부정적으로 폄하하는 의사들이 부정적 시각에 관점을 고정시키고 있는 것은 말할 필요도 없으려니와 요료법을 긍정적으로 보는 의사들의 연구 이론도 대개는 다차원적이고 전체적인 관점보다는 어떤 한정된 관점에서 조망하려는 경향이 있습니다.

요료법이 왜 효과가 있는가를 설명하는 대표적인 학설로 다음을 들 수 있습니다.

❶ 오줌 속의 어떤 성분들, 생리활성화 물질들, 호르몬, 미네랄 등의 생화학적인 작용이 생리의 항상성을 유지시키는 데 도움을 주고 있다는 학설

❷ 목과 장 내에는 오줌 속의 생체 정보를 알 수 있는 어떤 센서가 있는데 이 정보가 면역계와 호르몬계를 자동제어하고 있다는 학설

❸ 오줌 속에 함유된 미량의 독성 물질이나 생리활성화 물질들이 마치 동종요법과 같은 파동효과를 일으켜 해독과 면역증진에 기여하고 있다는 학설 등입니다.

이런 학설 외에도 요료법의 효능에 대한 메커니즘을 설명하는 또 다른 가설을 세울 수 있다고 생각합니다. 그러나 이런 가설들은 요료법이 지닌 깊고도 미묘한 효능과 그 작용 모두를 사실 그대로 설명할 수는 없다고 봅니다. 모든 의학적 설명들이 그러하듯이 인간의 지성으로는 요료법의 신비한 세계를 정확하게 이해할 수 없기 때문입니다.

인간은 모태로부터 태어나기 전까지는 어머니 자궁의 양수 가운데서 생명을 유지하게 됩니다. 모든 태아는 양수 속에 자신의 오줌을 배설하고 있기 때문에 양수란 태아의 오줌물이라고도 할 수가 있습니다. 태아는 양수를 물고기가 물을 먹듯 날마다 마시는데 임신 후반기의 태아는 하루에 약 500㎖ 가량의 양수를 마십니다. 즉 모든 태아는 엄마 뱃속에 있을 때 자기 오줌을 마시고 오줌을 싸고, 또 그 오줌을 마시고 그 오줌을 싸는 일을 반복하는 것입니다. 우리는 태아의 이러한 모습을 주목할 필요가 있습니다.

요단식을 하고 있는 사람이라면 이러한 태아의 모습을 자기 자신이 경험하고 있다는 것을 실감할 것입니다. 요단식을 하다 보면 오줌을 받아서 마신 후 곧바로 오줌이 마려운 것을 느끼게 됩니다. 그래서 또 받아서 마시고 또 오줌이 마려우면 받아 마시고…… 이 일을 반복하는 행위가 바로 태아가

태중에서 오줌을 먹고 싸고 먹는 모습과 똑같다고 할 수 있습니다.

이처럼 요료법은 태아의 성장과 건강 유지를 돕는 데 크게 기여한다는 것을 알 수 있다. 요료법에 관한 단편적이고 분석적인 학설보다도 이와 같은 태아의 모습을 그대로 보여주는 자연의 책이 중요합니다.

오줌이란 무엇이며 요료법은 왜 이처럼 효능이 있는가에 대한 다양한 연구를 계속하는 것은 흥미로운 일이고 또 좋은 일입니다. 그러나 오줌이란 무엇이며 요료법은 왜 효과가 있을까요? 그 비밀에 대해서는 인간의 힘으로는 영원히 밝혀낼 수 없다고 생각합니다. 왜냐하면 오줌과 요료법에 대한 비밀은 생명의 설계자인 조물주의 영역이며 너무나 깊고도 미묘한 것이기 때문입니다.

어떤 분이 이 글을 읽고 "당신의 이야기는 비약이 심합니다. 이것은 비과학적인 사변이며 신비주의가 아닌가?"라고 묻는다면 나는 "네, 당신 말씀이 맞습니다"라고 답하겠습니다. 자연과 생명은 기존의 낡은 과학적 세계관의 틀에서 비약해야만 알 수가 있기 때문입니다. 자연과 생명의 본성은

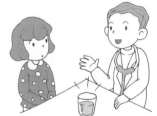

과학 너머에 있으며 그 핵심은 신비부사의(神秘不思議)한 것입니다. 그러므로 과학이 아니면 의학이 아니라고 말한다면 많은 것을 놓치고 말 것입니다.

"그래도 당신 이야기 가운데는 비상식적인 것이 많다"고 한다면 나는 또 "맞는 말씀입니다"라고 하겠습니다. 자연과 생명은 우리가 붙들고 있는 상식 너머로 옮겨 갈 때만 알 수가 있기 때문입니다.

우리가 그동안 가정이나 학교나 사회에서 보고 배운 주입된 상식—오줌은 더러운 노폐물이다. 요료법이 효과가 있다는 어떤 근거도 없다. 병이란 수술이나 약물로만 치료할 수 있다—과 같은 허구의 최면에서 깨어나지 않는 한 자연과 생명에 대해서는 끝끝내 알 수가 없을 것입니다.

오줌과 요료법의 신비는 영원히 풀리지 않는 수수께끼와 같은 것인지도 모릅니다. 그렇지만 우리가 알 수 있는 분명한 사실 하나는 '요료법은 효과가 있다' 는 것입니다.

나아가서 '요료법은 효과가 있다' 고 믿는다면 더 효과가 좋을 것이고, 요료법을 시행하고 있는 사람이 '나는 이미 다 좋아졌다' 고 믿는다면 더욱더 효과가 좋을 것입니다.

여든아홉 '현역' 의사
성동윤 원장의 건강법

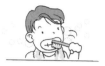

성동윤 | 의학박사, 내과전문의

아침 첫 오줌은 보약 – 22년째 요료법 시행

올해 89세인 성동윤 원장은 청정지역으로 알려진 남양주시 수동면 은수리에서 건강하게 100여 명의 환자를 돌보고 있습니다. 의사 면허번호 4168의 성 원장은 의료시설이 잘 갖추어진 호평 요양병원에서 진료를 합니다.

1945년 의과대학(현 연세대 전선인 세브란스 의전)을 졸업했으니 의사 생활 70년을 바라보고 있습니다. 이미 오래 전 현역에서 은퇴했을 나이지만 그의 활력은 젊은이 못지 않을 뿐더러 신체나이 50세라고 당당하게 자랑하고 있습니다.

2년 전 신체검사 결과를 보니 혈압 118/66mmHg, 식전 혈당 109mg/dl, 총 콜레스테롤 173mg/dl 등 모든 항목이 정상으로 기재되어 있습니다. 심지어 청력도 정상임은 물론 시력도 좌우 1.0입니다.

성 원장은 아직도 돋보기를 끼지 않고 사전을 보고 염색하지 않은 검은 머리에 틀니나 임플란트를 걱정해 본 적이 없습니다. 그만큼 치아도 건강하기 때문입니다. 줄넘기는 쉬지 않고 2000번 이상 합니다. 집무 중간에 쉬는 법이 없고, 계단을 올라가도 젊은이보다 빠릅니다. 80세 이후에도 중국 여행을 여덟 번했는데 쉴 틈 없는 일정에도 졸음 걱정이 없었다고 합니다.

그의 쉼 없는 에너지는 어디서 나오는 것일까요?

그는 새벽 5시 이전에 어김없이 일어난다고 했습니다. 80대 초반까지는 아침마다 참선을 하였는데 지금은 자신이 개발한 운동을 한 시간 가량 합니다. 주로 전신을 움직이는 유연한 동작으로 구성되어 있습니다. '굳으면 죽는다' 는 것이 그의 지론이다. 엉덩이와 허리를 돌리는 솜씨가 보통이 아닙니다. 아침 운동과 함께 빼놓지 않는 것이 자신의 오줌을 마시는 것입니다. 22년째 요료법을 실천하고 있는 성 원장은 한국 요료법 협회의 고문입니다.

"아침 첫 오줌을 한 컵 정도 마십니다. 인체는 질병에 걸리면 몸에서 스스로 치유하는 물질을 만들어냅니다. 이런 유용한 물질들이 소변으로 빠져나오지요. 소변에는 항암성분 물질, 질병에 저항하는 단백질 글로불린, 각종 호르몬과 효소, 미네랄, 항산화 물질이 다양하게 들어 있습니다. 이렇게 좋은 약을 그냥 버리기는 아깝지 않나요?"

아침식사는 약간의 시리얼과 야채 수프가 전부입니다. 그러나 그는 야채 수프를 음식이 아니라 약용으로 먹습니다. 일본의 다테이시 가즈라는 의사가 처방한 것으로 재료는 단순하지만 이것이 조합되면 30종 이상의 항생물질을 낸다고 합니다.

특히 암세포에만 달라붙는 아미티로진이나 아자티로진과 같은 특수한 물질이 들어 있어 그는 병원에 입원한 암 환자에게 현미차와 함께 복용케 합니다.

수년 전까지는 점심식사 역시 과일 몇 쪽으로 만족했으나 지금은 야채 수프 500밀리로 바꾸었습니다. 제대로 먹는 것은 저녁식사뿐이지만 역시 자신이 정한 고유한 처방을 철저하게 지킵니다.

곡물은 현미찹쌀, 현미쌀, 통보리, 수수, 율무, 조, 팥, 콩 등 여덟 가지로 구성되고, 여기에 익힌 마늘 10여 쪽과 싱겁고 맵지 않은 나물을 몇 가지 곁들입니다. 식사량은 3분의 2

공기로 육식은 전혀 않는 철저한 채식주의자입니다.

"소식(小食)은 이미 과학적으로 증명된 장수비결입니다. 단지 적게 먹는 것만으로도 동물의 경우엔 50%, 사람은 10년 이상 수명 연장이 가능해지지요."라고 강조합니다.

그가 하루 먹는 소금양도 6g을 넘지 않습니다. 이는 세계보건기구(WHO)가 권장하는 섭취량 10g에도 못 미치는 양입니다. 그가 추구하는 건강은 신체보다 영적 건강입니다. 자연의 섭리에 순응하되 베푸는 삶이 마음의 건강을 가져다준다는 것입니다. 2002년 10월에 이곳으로 거처를 옮긴 것도 말기 암 환자나 치매, 뇌졸중 환자들에게 봉사와 헌신적인 손이 필요했기 때문입니다.

"이곳은 자연요법, 영양요법, 영적치료 등 전인치료를 제공하는 치유공동체라고 할 수 있습니다. 마지막까지 내 건강을 던져 환자들의 건강을 되찾아주는 것이 삶의 목표지요."

육군 중령으로 예편해 법무부 의무관과 국립소록도병원 의무과장을 거쳐 개인의원을 30여 년 간 경영했지만 지금 병원 측에서 마련해 준 10여 평 아파트에 거주하고 있습니다. 그의 검소한 생활은 진료비가 없는 환자에게 무료진료는 물론이고 여비까지 챙겨주는 생활을 지금까지 이어오게 하는 밑천이 되고 있습니다.

한의학에서는 오래전에
오줌을 사용해 왔다

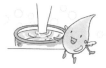

박태홍 | 한의사, 동심한의원장

특별한 처방에 오줌 사용

한의학에서는 오줌을 특별한 처방에 사용하는데 그러한 처방에 오줌이 빠지면 약효가 확실히 떨어집니다. 그래서 그 약을 지을 때는 재료를 나무 밑에 쌓아 놓고 동네 아이들을 불러서 그곳에 오줌을 매일 누도록 하여 숙성시킨 다음에 약재로 사용하여야 약효가 제대로 나타납니다. 현대 의학의 신약도 대부분 천연물에 존재하던 것을 찾아서 정제하여 사용하고 있지만 한약이라는 것은 단일성분이 아니고 여러 가지 복합적인 효능물질들이 상승작용을 하면서 생체기능을 조절해 줍니다.

Chapter 4

해외 의사들이
소개하는 요료법

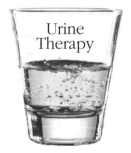

현대 의학계 최초로
요료법을 정리한 암스트롱

암스트롱 | 내과전문의(영국 내과전문의)

　요료법을 말하면서 암스트롱(J. W. Armstrong, 1880~1956)을 소개하지 않을 수 없습니다. 현대 의학계에서 최초로 요료법을 책으로 정리한 의사입니다. 암스트롱은 영국의 내과전문의로 아들을 백혈병으로 먼저 보내고 현대 의학의 한계를 스스로 느끼면서 요료법에 관심을 가지게 되었습니다. 요료법으로 수천 명의 난치병 환자들을 치료한 암스트롱은 오줌보다 더 효과적인 치료약은 없었다고 말하였습니다. 암스트롱은 현대 요료법의 아버지로 불릴 만큼 훌륭한 업적을 남겼습니다.

　특히 암스트롱은 1925년에서 1944년 동안 암과 폐결핵으로 고생하는 4만 명의 환자들을 치료하였습니다.

19세기 초에 잉글랜드, 스코틀랜드 그리고 아일랜드에서 『1,000가지의 주목할 사항』이라는 제목의 책이 출판되었습니다. 이 책에 다음과 같은 색다른 인용문이 실려 있습니다.

- 심신의 부조화에 일반적이고 훌륭한 치료법: 9일간 계속 아침에 당신의 오줌을 마셔라. 그러면 괴혈병을 낫게 하고 몸을 가볍게 하며 기분이 좋아진다.
- 앞에 얘기한 바와 같이 오줌을 마시면 수종과 황달에 좋다.
- 따뜻한 오줌으로 당신의 귀를 씻어라. 그러면 난청과 소음에 좋고, 다른 귓병에도 좋다.
- 당신의 오줌으로 눈을 씻어라. 그러면 안질을 낫게 하고, 시력을 맑고 좋게 한다.
- 오줌으로 당신의 손을 씻고 문질러라. 그러면 손 저림, 등창, 상처를 낫게 하고, 관절을 유연하게 한다.
- 새로 생긴 상처를 오줌으로 씻으면 효과가 좋다.
- 가려운 곳을 오줌으로 씻으면 낫는다.
- 항문을 오줌으로 씻어라. 그러면 치질과 다른 상처를 아물게 한다.

1965년에 출간된 『샐먼의 영국 의사』(Salmon's English Physician)에서 인용한 내용은 다음과 같습니다.

인간과 대부분의 네 발 짐승은 오줌을 배설합니다. 그러나 인간의 오줌은 주로 의학 약제나 화공 약품으로 사용됩니다. 오줌은 혈청이며 혈액중의 수분입니다. 그것은 신장 동맥을 통하여 신장에서 분리되고, 몸의 효소에 의해서 오줌으로 바뀝니다. 사람의 오줌은 따뜻하여 용해가 잘되고 소독력이 있으며 맛은 먹을 만하고 부패하지 않습니다. 오줌은 간, 비장, 담낭 장애에 대한 내복약으로 쓰이며 또한 수종, 황달, 여자들의 언어 장애, 페스트 및 모든 종류의 악성 열병에도 쓰입니다.

특히 금방 받은 따뜻한 오줌을 피부에 바르면 피부를 소독하고 부드럽게 합니다. 비록 독(毒) 때문에 생긴 상처라도 소독하고 치료해 줍니다. 비듬을 치료해 주고 맥박에 바르면 신열을 가라앉힙니다. 떨리고 저린 데나 마비 증상에 탁월한 효과가 있고, 비장 부위에 바르면 그곳의 통증을 덜어 줍니다.

오줌의 휘발성 염분의 효능 : 휘발성 염분(volatile salt)은 강력하게 산을 흡수하고, 병의 근원을 대부분 파괴합니다. 그것은 신장 및 자궁 등의 모든 장애를 제거하고, 전체 혈액과 체액을 정화시킵니다. 류머티즘과 우울증을 치료하고 간질, 현기증, 뇌졸증, 경련 편두통, 중풍, 뻐근함, 마비, 움직일 수 없는 수족, 위축증, 임신 중의 발작증, 대부분의 감기 그리고 머리, 뇌, 신경, 관절 및 자궁의 습성 질병 등에 탁월한 효과가 있습니다. 여기에 대하증도 추가해야 합니다.

신장과 배뇨관의 장애를 제거하고, 이들 기관의 주석에서 나타나는 응고를 용해시키며 요도 결석을 파괴하고 방출시킵니다.

오줌은 배뇨 장애, 요폐증 및 요에 관계된 모든 장애에 대한 특별한 치료제가 됩니다. 우리가 오줌을 생명수라고 부르는 것은 이 정도에서 그치기로 합니다.

이제 오줌의 가치에 대한 현대의 몇 가지 견해를 소개하겠습니다. 쟝 로스탕드(Jean Rostande) 교수는 호르몬으로 알려진 물질의 생물학적 의미를 강조하고 있습니다. 1,250자로 된 그의 논문 요지는 다음과 같이 요약할 수 있습니다.

호르몬 활동에 관한 최근의 발견은 호르몬 연구 즉 호르몬 중 어떤 것은 신장에 여과되어 오줌으로 배출된다는 것에 거의 혁명적인 변화를 가져왔습니다. 다수의 뇌하수체 호르몬, 부신 호르몬 및 성 호르몬이 정상의 오줌에서 발견되었습니다. … 따라서 호르몬 비뇨과학의 등장은 광범위한 중요성을 가지게 되었습니다. 오줌은 실제로 무한량의 기본 물질을 제공해 줍니다. 치료의 견지에서 볼 때 인간 호르몬의 이용은 인체조직에 크게 영향력을 줄 것입니다.

따라서 많은 고대인들은 극찬했으나 근대인들은 오해했던 오줌은 이제 우수한 가치를 지닌 마법을 가진 약으로 등장하게 되었습니다. 오줌에는 상상할 수 없는 중요한 성질의 물질이 함유되어 있으며, 이것은 엘리스 바커가 "우리의 신체는 가장 경이적인 약을 증류해 내며, 가장 완벽한 혈청과 항체를 만들어 낸다"고 기술함으로써 입증하였습니다.

약제사이며 의학 박사인 윌슨 더치먼(Dr. T. Wilson Deachman Ph. C. Md.)의 자료에서 몇 가지를 인용하겠습니다.

오줌의 성분은 환자의 병리학적 상태에 따라 변화함으로 그 효능은 외상(골절 등)이나 기계적인 성질의 질병을 제외하고 모든 형태의 질병에서 나타난다. 그것은 3천여 가지나 되는 의약품에 지시된 치료법을 선택하는데 있어서 의사가 범하게 되는 실수를 면하게 해준다. … 몸 내부의 치유력으로 고칠 수 없는 것은 외부의 힘으로도 고칠 수 없는 것이다.

실패는 했지만 에베레스트 등산 계획을 세웠던 고 모리스 윌슨(Maurice Wilson)이 가지고 있던 병에 대한 면역력과 활력의 원천은 오줌을 마시면서 행한 여러 번의 단식과 피부 마사지 덕택이라고 말했습니다. 그가 등산을 시도하기 전에 접촉

하였던 티벳의 라마승과 요가 수도자들은 오줌을 마심으로써 장수한다고 주장했고, 보통 사람이 시도하기 어려운 사막을 횡단할 수가 있었습니다.

지난 세기에는 자신의 오줌을 마시는 것이 황달 치료법이었고, 의사 중에는 오줌을 황달의 처방약으로 사용하기도 했습니다. 어떤 환자는 자신이 소년이었을 때 조부가 의사의 권고에 의해 앓아누운 4일 동안 오줌을 모두 마심으로서 황달을 치료한 일이 있었다고 들려주었습니다.

집시들 사이에서는 수세기 동안 오줌이 건강을 만들어주는 보약이라고 알려져 왔습니다. 그들은 신장염, 수종 및 다른 질병의 치료를 위해서 대량의 소 오줌을 마셨습니다. 나는 돌셋 지방의 한 농부를 만난 적이 있는데, 그는 60년 동안 매일 2리터 정도의 우뇨(牛尿)를 마셨다고 하였습니다. 당시 그는 허리가 꼿꼿한 80세의 노인이었습니다.

알코올 중독으로 생긴 신장염 환자가 우뇨요법을 실시하여 실패한 경우를 알고 있기 때문에 우뇨는 자신의 오줌보다 좋지 않다고 생각합니다. 반면 고대 희랍인들은 상처 치료에만 오줌을 사용하였습니다. 에스키모인들은 오늘날까지도 같은 방법을 시행하고 있습니다.

"비교적 근세에 요료법을 시행한 사람이 있는가?"라는 질문이 있을 수 있습니다. 다른 사람은 차치하고 리즈 하로게트 시의 치안 판사였던 고 박스터(W. H. Baxter. J. P.)는 자신의 오줌을 마셨을 뿐만 아니라, 많은 논문을 썼습니다. 고령까지 생존했던 박스터는 농축시킨 형태로 자신의 오줌을 바르고, 또 마심으로서 암을 치료했다고 발표하였습니다.

박스터는 요료법으로 다른 질병도 치료했다고 덧붙였습니다. "오줌이야말로 현존하는 가장 우수한 방부제"라고 주장한 박스터는 질병을 예방할 목적으로 매일 세 컵의 오줌을 꾸준히 마셨습니다. 또한 오줌을 눈을 건강하게 하는 약으로 사용했고, 면도를 한 후에는 화장수로 사용하고, 상처, 종기, 부스럼 등에 사용할 수 있다고 주장하였습니다. 오줌이 변비 완화제로 탁월하다고 설명한 박스터는 짧은 기간이었지만 나의 환자였기 때문에 그의 진실성을 보증할 수 있습니다.

그러나 위에 언급은 안 했지만 박스터는 치료 기간 중 오줌과 물만으로 단식을 하였습니다. 이 책을 읽는 여러분도 알게 되겠지만 요단식은 적어도 중병의 치료에 필수적인 부분입니다. 얼마 전까지만 해도 고급 화장비누의 한 종류는 탈수염과 우뇨의 지방으로 만들었고, 고가의 화장품 중에도 사람의 오줌에서 추출한 호르몬을 함유한 것이 있습니다.
나에게 이 정보를 알려준 사람은 약사였습니다.

Chapter 5

요료법 체험담

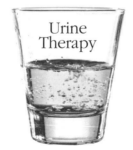

오줌은 자연치유력을 회복시키는 최선의 치유제

예수마을교회 장학일 목사

현대인들은 특성을 지닌 자신만의 삶을 원합니다. 옷도 나만의 1:1 맞춤형을 입습니다. 아름다움을 위해 성형을 하고 몸짱이 되려고 헬스와 다이어트도 합니다. 그러면서 모두가 건강하게, 오래 살고 싶어 합니다. 많은 교인을 접하는 목사로서 늘 고민에 빠지는 일이 있습니다. 너무나 많은 분들이 질병의 아픔을 호소하기 때문입니다. 하나님의 은혜로 고침을 받는 분들도 있지만 그렇지 못한 분들이 더 많습니다. 그렇다면 하나님이 창조하신 자연 속에서 건강을 얻을 수 있는 대체 의약은 없을까요?

사람의 몸은 하나님이 창조하신 만물 중에서 가장 과학적이고 신비한 창조물입니다. 하나님은 스스로 바이러스를 이길 수 있도록 면역성도 인체에 주었습니다. 또한 상처를 입거나 뼈가 부러져도 액이 나와 붙게 만들었습니다. 의사가 치료한다 하지만 하나님이 만드신 순리에 도움일 뿐, 의사가 살을 돋게 하거나 뼈를 붙게 하는 액을 만들 수는 없습니다. 하나님은 스스로 치료되도록 우리 몸을 만들어 주었습니다.

어느 날 오 영교 선교사님이 우리 교우들을 치료하면서 오줌을 마시고 피부나 환부에 발라야 건강을 얻을 수 있다고 강하게 권면했습니다. 모두가 거부 반응을 보였습니다. 선교사님은 거부 반응을 보인 사람 중에서 오줌을 받아오게 하더니 단숨에 반을 마셨습니다. "나도 당신 오줌을 마시는데 왜 못 마시냐?"며 다시 권면했습니다.

'인체가 갖고 있는 자연치유력을 회복시키는 최선의 치유제가 바로 오줌' 이라고 선교사님은 가르칩니다. "요료법(오줌을 마시는 것)은 황금수 요법, 생명수 요법으로 시간도 안 들고, 돈도 안 들고, 많은 노력도 필요치 않으니 꼭 실천해 보라"고 강하게 권합니다.

오 선교사님이 전해 준 책 『의사가 체험으로 말하는 요료법』, 『요료법과 줄기세포』, 『김용태 약사의 오줌 건강법』을 읽고 또 읽었습니다. 아픈 교우들을 치료하고 싶은 욕심에서

밑줄을 긋고, 요약하며 열심히 정리했습니다. 많은 분들이 질병으로부터 회복된 산증거들은 더욱 내 마음을 흔들어 놓았습니다. 이 책들을 읽고 '내가 먼저 실천해 보고 교인들에게 권면해야겠다' 고 다짐했습니다.

평소 잇몸이 좋지 않은 나는 며칠 후에 4개의 이를 발치할 거라고 치과 의사가 알려 주었습니다. 조금만 피곤해도 이가 쑤시고 많이 흔들리는 상태였습니다. 만일 오줌에 '줄기세포' 가 있다면 잇몸도, 치아도 좋아질 수 있다는 생각을 하고는 오줌으로 양치질을 하고 솜에 묻혀서 물고 있기도 했습니다. 나이가 드니 왼쪽 눈꺼풀이 밑으로 내려옵니다. 수술도 했지만 여전히 그런 상태여서 오줌으로 얼굴을 마사지했습니다.

요료법을 시작한 첫날, 신비하게도 잇몸 통증이 사라졌습니다. 그리고 얼굴과 눈 주위가 밝아지고 피부가 촉촉해지며 탄력이 생겼습니다. 피부에 윤기가 생겼습니다. 시작한 지 얼마 되지 않았지만 효과가 있습니다. 지금도 계속 진행 중입니다.

이제는 내가 요료법을 설명하고 아프신 분들에게 오줌을 마시며 바르라고 권합니다. 오줌을 마시라고 권하는 나를 이상한 눈으로 바라보거나 뭔가 잘못된 목사라고 취급하는 듯합니다.

이에 굴하지 않고 꼭 권하고 싶은 사람이 있습니다. 의술의 힘을 떠나 여생이 얼마 남지 않은 사람들이나 현대의학으로는 고칠 수 없다고 선고를 받은 환자들에게 권면해 건강을 찾게 하고 싶은 욕심이 있기 때문입니다.

요료법 책을 읽고 난 뒤에는 충분히 권면할 가치가 있다고 느꼈지만 자신이 경험하지 않고는 전해 줄 수 없다는 생각을 했습니다. 자신의 오줌 자체는 해가 없다는 것과, 부작용 또한 없다는 확신을 주기 위해서는 내 경험이 중요하기 때문입니다.

난치병이나 병환으로 고생하는 환자에게 보탬이 된다면 무슨 권면을 못할까요? 지금은 시작이지만 건강을 얻는 한 사람, 한 사람이 내 앞에 보일 때 나는 기쁨으로 요료법을 권할 것입니다.

"비싼 돈을 들여 구매한 쓰디 쓴 약은 거부감 없이 마시면서 왜 하나님이 주신 기적의 생명수를 거부하느냐?"며 건강을 찾을 수 있도록 권면해 줄 것을 다짐해 봅니다.

환우의 오줌을 마시는
성령 치유자

볼리비아 원종록 선교사

Amazing!!

주님께서 나를 덴버에 보내신 표면적 이유는 덴버 할렐루
야 교회 성도들을 만나 말씀을 증거하는 것이었지만 성령님
은 진짜 목적을 숨기고 계셨습니다. 왜냐하면 덴버로 인도한
사건을 그저 '놀랍다' 로 밖에 말할 수 없기 때문입니다.

선교지에서 왼쪽 청력을 완전 상실해 귀가하자 아내와 자
녀들이 마음 아파하며 볼리비아로 돌아가기 전에 보청기를
하려고 알아보고 있었습니다. 그런데 볼리비아에서 동역했던
오영교 목사님께서 덴버에 도착하는 날부터 검진을 하고 세
심하게 치료를 해주셨습니다. 그분은 1975년부터 하나님의

도구로 쓰임 받아 수많은 난치, 불치병 환자를 성령의 힘으로 치유하였습니다.

한의사인 목사님은 "이 복음을 위하여 그의 능력이 역사하시는 대로 내게 주신 하나님의 은혜의 선물을 따라 내가 일군이 되었노라(엡3:7)"를 모토로 45년 전 세계를 오가며 복음을 전하고 예수의 이름으로 육신도 치유해 주고 있습니다. 단 한 번의 침시술을 통해 왼쪽 귀가 생명을 얻었습니다. 0이었던 청력이 3정도 들리기 시작했습니다. 영과 육의 치유가 갈급한 지체를 위해 사역을 소개 하려 합니다. 그것 또한 나의 청력 회복을 통해 복음이 증거되리라 믿기 때문입니다.

첫째, 요료법을 통해 암 환자를 치유하고 있습니다.

목사님은 '암은 병이 아니다' 는 믿음을 가지고 예수의 이름으로 꺼져가는 생명의 불씨를 다시 살려내고 있습니다. 오줌요법을 실행시키기 위해 환우의 오줌을 받아서 마시는 모습은 예수의 사랑이 없으면 결코 할 수 없는 일입니다. 목사님은 환우의 소변을 커피를 즐기듯 마시며 치유를 독려해 수많은 암 환우가 목사님을 만나 성령의 힘으로 치유 되고 있습니다. 어찌 감히 흉내 낼 수 있는 일이겠습니까?

"하나님의 성령으로 봉사하며 그리스도 예수로 자랑하고 육체를 신뢰하지 아니하는 우리가 곧 할례당이라(빌3:3)"

오직 치료가 당신의 능력이 아닌 성령의 치유임을 앞세우고 자신은 도구에 불과함을 말하는 것이 과장이나 겸손을 포장하는 것이 아니라 예수의 영에 자로잡힌 자의 모습이었습니다.

둘째, '시니어 전도폭발 훈련 지도자' 양성에 헌신하고 있습니다.

65세를 넘기고 장기나 바둑으로 소일하는 시니어에게 복음 전도와 치유를 할 수 있는 용기와 역량을 갖추도록 3일 집회를 통해 새로운 삶의 목표를 주고 있습니다. 그 사역을 위해 세계 어디든지 달려가고 있습니다.

"하나님이여 내가 늙어 백수가 될 때에도 나를 버리지 마시며 내가 주의 힘을 후대에 전하고 주의 능을 장래 모든 사람에게 전하기까지 나를 버리지 마소서(71:18)"

다윗의 고백처럼 생을 다하기 전에 자기 자식을 비롯해 한 사람이라도 더 많이 천국에 동행할 수 있는 선한 일을 하도록 도와주고 있습니다. 특히 전자침을 이용한 성령 치유는 그 원리를 연구해서 체계화되어 있어 쉽게 배울 수 있습니다.

덴버에서 3일을 유하며 신체 이곳저곳을 세심하게 보살핌을 받아 그간 선교지에서 매달고 온 피로가 말끔하게 씻어졌습니다. 어제는 어혈을 제거하는 '금진 옥액'이란 치유법을 통해 나쁜 피를 0.5L 뽑아내 마치 자동차 엔진오일을 교체한 것처럼 몸이 좋아졌습니다. 오직 복음을 위해 평생을 뛰어 다니며 불쌍한 영혼을 구하기 위해 애쓴 목사님의 헌신은 고작 3년 복음을 나르고 '이만하면 되었어'라며 교만했던 나 자신을 회개하고 선교지로 귀임하면 더 열심히 영혼을 구하기 위해 노력할 것을 결단하는 계기가 되었습니다.

이 새벽, 집으로 가기 위해 덴버공항으로 향하며 오늘 묵상을 적고 있습니다. '각각 은사를 받은 대로 하나님의 각양 은혜를 맡은 선한 청지기같이 서로 봉사하라'는 말씀을 다시 마음판에 새깁니다.

요료법을 시작하고 나타난
놀라운 치유현상

온누리 서진봉 장로

저는 1941년생 서진봉입니다. 주의손 선교회에 나가게 되면서 오영교 선교사님을 알게 된 지가 올해로 27년째입니다.

지금으로부터 3년 전 어느 날, 오영교 선교사님께서 오줌에 관한 이야기를 했습니다. 선교사님은 임파선암 말기에 요료법을 알게 되어 완치가 되었다며 요료법 책을 읽은 후 오줌을 마셔보라고 했습니다. 비위가 약한 나는 받아들이기 힘들었습니다. 그래서 시도해 보려는 생각을 하지 않았습니다.

오 선교사님은 미국에 계시고 또 볼리비아 선교로 바쁘신 가운데도 한국에 오시면 만날 때마다 오줌을 마시라는 이야기를 했지만 듣기만 했습니다. 도저히 마실 용기가 나지 않았습니다.

그런데 올해 5월에는 한국MCL연구회 김정희 회장님이 펴낸 『요료법과 줄기세포』책을 권했습니다. 어떤 책인가 궁금하여 서점에 가서 대강 훑어보고는 그냥 나왔습니다.

7월 6일이 되자 오 선교사님이 저희들을 데리고 30년간 요료법을 연구하신 김정희 회장님을 방문했습니다.

회장님과 오 선교사님이 대화 중에 "요료법을 통하여 감기에서 각종 암까지 치유될 수 있는 것은 오줌이 지닌 여러 가지 성분 중 줄기세포가 인체의 아픈 부분을 찾아가 낫게 하는 것"이라 말씀하셨습니다. 회장님도 류머티스 관절염을 앓아 휘어진 손가락을 보이시며 이것이 표적이라고 했습니다. 요료법이 얼마나 좋은지를 말씀하시는데 87세임에도 아주 건강하시고 책도 집필할 수 있을 만큼 기력이 좋으신 모습을 보고 요료법에 호감을 갖게 되었습니다.

『요료법과 줄기세포』책을 사서 단숨에 읽은 후 '오줌이 감기에서 암까지 오만 가지 질병을 치료할 수 있다'는 확신이 생겨서, '나도 해 봐야지'라는 생각을 갖게 되었습니다.

꽤 친분이 두터운 형제가 대장암 수술 후 폐에 전이되어 고생하고 있는데 요료법을 시행하면 낫겠다는 생각이 들었습니다. 이러한 나의 생각을 전하려면 '요료법을 실천해 보고 권해야 되지 않겠나?' 라는 마음에 금방 받은 오줌으로 가글을 했는데 하루 만에 구내염이 깨끗이 나았습니다. 구내염에 좋다는 것들을 발라도 음식을 먹을 때마다 괴로웠는데 짧은 시간에 깨끗이 낫고 잇몸의 염증도 사라지다니 신기하기만 했습니다.

이러한 체험을 한 후 요료법에 대한 거부감도 사라지고 마실 수 있겠다는 생각에 아침 첫 오줌을 받아서 가글을 한 후 150~200cc 정도의 오줌을 단숨에 마셨습니다. 조금 역겹다는 생각을 했지만 '혈액이 신장에서 여과되어 원래의 혈액으로 순환이 되풀이되는 과정에서 대사물질이 배출되는 무균상태의 생명수 즉, 만병통치 불로초를 마실 수 있는 것이 얼마나 감사한 것인가' 라고 생각하니 쉽게 마실 수 있었습니다.

오줌을 마실 수 있게 되자 머리와 얼굴, 팔에도 마사지하듯 발랐습니다. 귀가 가려웠었는데 어떤 약을 발라도 낫지 않았으나 오줌을 바르니 가려운 증상이 없어지고 얼굴에 주름들도 많이 없어졌습니다. 요즘엔 사람들이 왜 이렇게 젊어졌냐고 합니다. 내가 보기에도 주름이 많이 없어진 것이 확실하며 검버섯도 엷어진 것처럼 보입니다.

20년 전 뜨거운 파라핀에 3도 화상을 입어 오른손과 손목 안쪽의 피부가 부풀고 약간 검었었는데 본래 색으로 돌아가는 것이 보입니다. 30년 전 무릎 부상으로 많이 움직이면 약간 붓기도 하고 통증이 있어 진찰을 받으니 퇴행성관절염 4기라고 하였고, 허리는 척추관 협착증으로 걸음을 못 걸을 정도로 불편했었는데 오 선교사님께서 성령포인트 요법으로 치료해 주셔서 걷는 데는 지장이 없는 상태가 되었습니다.

아침에 일어나면 뻐근하고 약간의 통증이 있지만 참고 견딜 만한 상태였는데 요료법을 시작한 지 1주일이 지나자 잠을 자는 중에 무릎과 고관절 부근이 폭폭 찌르는 통증이 있어 잠을 설쳤습니다. 아침에 일어났더니 통증은 사라지고 허리와 무릎이 가벼워져 오 선교사님께 말씀드렸더니 호전반응이라고 했습니다.

어릴 때부터 조금만 과식을 해도 소화가 잘 안 되는 편이었습니다. 꾸준한 운동으로 그런대로 지내고 있었는데 요료법을 시작하고 약 2주째 설사를 한 번 했고, 2일 후에는 새까만 설사를 한 번 더 한 후부터는 황금쾌변을 계속하게 되었고 배도 편안해졌습니다.

요료법을 시작한 지 보름 정도 지났는데 너무도 놀라운 현상들이 나타나 스스로도 놀라고 있습니다. 나의 체험을 암 환자인 지인에게 전하면서 『요료법과 줄기세포』 책을 읽고 실천해 보라고 주었더니 지인도 요료법을 시작했다고 알려주었습니다.

　창조주께서는 질병을 예방하고, 방어하고, 치료할 수 있는 각종 원료를 인체 내에서 만들어 낼 수 있도록 모든 기능을 만들어 놓았습니다. 이 기능을 조절하고 통제하여 활용할 수 있도록 우리 인간을 신묘막측하게 창조하셨음을 볼 때 창조주의 섭리를 깨닫게 되고 찬송과 영광을 올립니다.

　이렇게 좋은 요료법을 좀 더 체험하고 공부하여 주위 사람들에게 전하여 모두가 건강하게 살아갈 수 있도록 적극 홍보하기를 원합니다.

Chapter 6

요료법에 관한
궁금증과 전문가의 답변

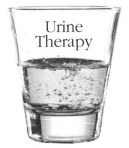

Urine
Therapy

1. 요료법이란 무엇인가요?

요료법은 자기의 오줌을 마시는 것으로 건강을 유지하고 질병이 있을 때는 질병 치유에 도움을 주는 요법입니다. 아침에 한 잔의 오줌(양은 일정하지 않아도 좋습니다)으로 자신의 자연치유력을 높이기 때문에 건강관리에 최고인 자가 명약(名藥)입니다. 외용으로도 여러 가지 방법이 있습니다. 눈, 귀, 코 등에 주입하면 안질환, 비염, 귓병 등을 치유해줍니다. 또한 피부에 마사지를 하면 미용에도 효과가 있으며 무좀, 뾰루지, 지루성 피부염 등도 치료됩니다.

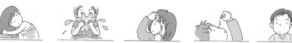

2. 요료법 비방자들은 무슨 근거로 오줌이 위험하다고 하나요?

어떤 과학적 이유로도 요료법을 위험하다고 단정 지을 만한 충분한 근거는 없습니다. 미국의 의학 문헌들에는 이 요법이 효과가 있다는 증례가 몇 백 건이나 보고되어 있고, 요료법으로 위험이 있었다는 증례는 한 건도 없습니다. 입이나 피부를 통해서 오줌을 섭취하는 것은 어떠한 위험도 없습니다. 혈관에 오줌 주사를 놓는 등의 극단적 방법이 아니라 신체에 도움이 될 만큼 자연스럽게 흡수시키는 경우, 요료법은 절대적으로 안전합니다.

그러나 요료법이라는 단어를 듣는 것만으로도 "어떻게 그런 것을 먹나?" 하며 놀라는 사람이 많습니다. 이유는 간단합니다. 소변이 대변과 마찬가지로 더러운 배설물이라고 잘못된 교육을 받아 왔기 때문입니다.

3. 가장 효과적으로 이용하는 방법은 무엇인가요?

오줌(생명의 물)을 이용하는 방법에는 여러 가지가 있습니다. 그 하나로서 소량의 오줌을 매일 마셔서 신체의 재생기능을 자극하는 방법입니다. 제일 좋은 것은 아침에 일어나자마자 누는 첫 번째 오줌이 좋습니다. 사람이 3시간 이상 자는 동안에 방광 내의 오줌에는 좋은 호르몬과 유익한 물질이 저장된다는 연구 보고가 있습니다(미국 하버드대학 생리학교실 연구발표).

오줌을 누는 중에 처음 것은 버리고 중간 것을 컵에 받아 마시도록 합니다. 음뇨를 시작하기 며칠 전부터 신선한 식품을 섭취하고 몸을 청소한다는 개념으로 요료법을 실시하면 좋을 것입니다.

❶ 하루 한번 아침 기상 시 마시기

❷ 하루 수차례 마시고 싶은 대로 마시기

4. 땀을 억제하나요?

땀이 나는 것은 중요한 메커니즘이고 체온을 조절함과 동시에 여분의 무기염을 배출하는 것을 말합니다. 몸 안의 독소가 많은 사람일수록 땀을 많이 흘리고 냄새가 강합니다. 땀에 독소가 가득하면 피부가 거칠고 습진이나 기타 여러 가지의 피부 장애를 일으킬 수도 있습니다. 피부병의 대부분은 피부 배설 부담이 커진 결과입니다.

손이나 발에 땀이 많이 나는 사람은 대부분 신장의 배설기능이 나쁘기 때문입니다. 이런 문제는 요료법으로 간단히 해결할 수 있습니다.

5. 요료법에 맞지 않는 오줌도 있나요?

비록 비뇨기계의 감염증이 있는 경우라도 요료법을 할 수 있습니다. 자기 몸에서 나오는 것이므로 자기 오줌은 누구나 다 좋습니다.

6. 오줌과 침에는 유사성이 있나요?

물론 있습니다. 침은 놀라운 약입니다. 동물들 사이에서는 어미가 새끼를 핥아주는 모습을 자주 볼 수 있습니다. 어미가 정성들여 새끼의 상처를 침으로 핥아주는 것은 타액에 살균성 물질이 함유되어 있다는 것을 알고 하는 행동이 아니라 어미의 본능이라 생각합니다. 분석 결과에 의하면 타액에는 특별한 특성이 있으며 오줌과 같이 상처나 뾰루지나 화상, 피부, 눈의 염증 등에 국소적으로 바를 수가 있습니다. 타액에 놀라운 항염증 특성이 있는 것은 침에 호르몬이 함유되어 있기 때문에 이것이 생체 청소를 하는 데에 아주 중요한 역할을 합니다.

오줌에도 호르몬이나 살균물질, 무기염, 항염증제, 진통제 등 자연의 약성분이 들어 있어서 요료법을 하면 수많은 질병을 쉽게 치료할 수 있습니다.

7. 자신의 오줌을 사용해야 하나요? 아니면 다른 사람의 오줌을 사용해도 되나요?

음용을 할 경우에는 자신의 오줌을 사용하는 것이 좋으나 외용인 경우에는 타인의 오줌을 사용해도 무방합니다. 환자의 오줌을 그 자리에서 채취하기 곤란할 때에는—중도의 화상, 상처, 뱀이나 벌레에 물렸을 때 등—다른 사람의 오줌을 사용해도 좋습니다.

8. 질병치료에는 오줌을 어느 정도 섭취해야 하나요?

오줌의 양은 표준치에 의해서 정해지는 것이 아니라 자신의 몸에 의해서 정해집니다. 따라서 중요한 것은 자신의 양을 스스로 적절하게 정하는 것입니다. 물론 모든 양을 마셔도 상관없지만 통계상으로 하루에 두세 번 정도가 적절하다고 합니다. '오줌을 지나치게 마시면 해가 되지 않을까?' 라고 생각하겠지만 절대 해는 없습니다. 오줌은 독이 아니기 때문에 다량을 마셔도 걱정은 없습니다.

9. 오줌에서 나쁜 맛이 날 때는 어떻게 하면 좋은가요?

오줌 맛이 이상하면 몸의 상태가 나쁘다는 증거이기 때문에 몸 안을 청소해야만 합니다. 단식이나 요료법 또는 식이요법 등으로 정화하면 오줌의 맛은 차츰 좋아집니다. 요료법을 하다보면 오줌 맛은 건강상태 여하에 따라 달라진다는 것을 이해할 수 있게 됩니다. 또한 전날 먹은 음식에 따라 달라지기도 합니다. 오줌 맛이 강하면 농축된 오줌이 나오는 아침의 처음 오줌을 버리고 물을 마셔서 희석시키면 됩니다. 이렇게 해서 두 번째, 세 번째 점점 희석되어 먹기 쉬운 맛의 오줌을 마시면 됩니다.

10. 생리 때도 요료법이 가능한가요?

문제가 없습니다. 여성은 생리 중에도 요료법을 할 수 있습니다. 오줌에 함께 들어가는 적혈구는 해롭지 않습니다.

11. 요마사지는 어떻게 하나요?

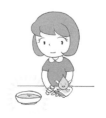

오줌을 손바닥에 듬뿍 적셔서 머리부터 마사지하고 다 마른 후에 이마, 코, 뺨, 턱으로 내려와 목, 가슴을 마사지하고 다음은 손끝에서 팔로 올라갑니다. 한 곳을 여러 번 마사지해서 그 자리가 마르면 다른 곳으로 옮겨 같은 방법으로 마사지합니다. 이렇게 손에서 차츰 팔로 심장을 향해서 마사지가 끝나면 반대쪽으로 이동하여 같은 방법으로 마사지합니다. 팔이 끝나면 발끝에서 다리로 옮겨 심장을 향해 위로 올라갑니다. 등은 위에서 아래로 내려옵니다. 몸 전체를 이와 같이 하려면 약 90분 정도 소요됩니다.

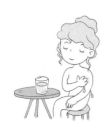

중병일 때는 간호인(보호자)이 해주는 것이 원칙이고, 보통은 스스로 할 수 있으나 등은 어렵습니다(이때 사용하는 오줌은 갓 눈 것이나 5일 이상 묵힌 것도 좋습니다).

12. 중병일 때는 어떻게 요료법을 하면 좋은가요?

중병일 경우는 앞에서 말한 것과 같이 오줌과 물만 마시는 요단식을 하는 것이 좋습니다. 또 하루에 2~3회 전신을 요료마사지하고 다 마른 후에 온수로 씻어내면 좋습니다.

13. 노화 방지에 도움이 되나요?

효과를 묻기 전에 스스로 체험해 보는 것이 좋습니다. 저는 80세를 맞이하기 때문에 몇몇 친구들은 이미 세상을 떠났거나 현역으로 일하는 사람도 거의 없습니다. 하지만 20년 이상 요료법을 한 덕분에 건강할 뿐만 아니라 열심히 일하고 있습니다. 이 사실만으로도 오줌은 얼마나 노화방지에 큰 역할을 하는지 알 수 있겠지요? 열심히 해 보십시오.

14. 요료법의 반응으로 어떤 증상이 나타날 수 있나요?

사람에 따라서 다릅니다. 즉 아무 것도 느끼지 않는 사람이 있는가 하면 가끔 피로를 느끼는 사람도 있고 피부 발진이나 지독한 뾰루지가 생길 수도 있으며 열이 나거나, 감기증상이나 설사를 하는 등 여러 증상이 나타날 수 있습니다. 이런 증상을 호전반응이라 하며 대부분 체내의 독을 배설하는 과정으로 나타납니다. 호전반응이 강하게 나타날 때는 오줌의 양을 줄이거나 며칠 중단하는 것도 좋은 방법이 될 수 있습니다. 놀란 마음에 병원으로 달려가는 일이 없도록 하십시오.

15. 요료법은 왜 대중에게 많이 알려지지 않고 현대 의학계에 서는 무시하나요?

현대 의학은 무엇보다도 질병을 치료하는 데 전념하고 과학적인 방법으로 치료를 행합니다. 즉 화학약품, 수술, 방사선 치료가 최상의 방법인 거죠. 예부터 내려오는 전통적인 민간요법은 여지없이 배제되었습니다. 근대과학에서 인정하는 기준에 맞지 않기 때문입니다. 또한 요료법은 상업적으로 돈이 되지 않기 때문에 적극적으로 알리는 사람들이 없습니다.

16. 어떤 사람들이 이 요법을 실천했나요?

고대 문명에서 오줌은 명약이라고 알려져서 많은 용도로 이용되어 왔습니다. 인도에서는 오랫동안 이 요법이 비밀리에 전해져서 요가 행자와 탄트라, 힌두교의 성전을 연구하는 사람들이 이용하고 있었습니다. 오줌을 가장 영험한 약으로 보고 있었기 때문이지요. 아율베다를 이용하는 의사들도 몇천 년 전부터 오줌을 사용했고, 인도의 간디, 데사이 수상도 요료법을 실천했으며, 알래스카 사람들은 오줌으로 몸을 마사지 한 다음 물로 씻었습니다.

또 영국과 프랑스에도 손을 오줌에 담그고 있다가 씻는 관습이 있었고, 농촌에서는 피부가 좋지 않을 때 오줌으로 씻는 관습이 있습니다. 시베리아 동부 주민은 오줌을 사용해서 설거지를 했고, 티벳의 라마승들도 대부분 오줌을 이용했습니다. 모리스 윌슨 경도 히말라야의 최고봉인 에베레스트 등정을 계획했을 때 오줌의 비밀을 라마승에게서 배웠습니다.

사막이나 바다를 횡단하는 사람들도 오줌을 이용했고, 남부 아메리카 인디언, 사하라 지방의 쓰화레꾸인, 호주의 애보리진, 고비 사막의 몽골인, 폴리네시아인, 태평양 섬 사람들도 요료법을 했습니다. 망망대해에서 조난을 당했을 때 반드시 살아남기 위해서 자신의 오줌을 마시라고 교육을 시켰고, 18세기 초, 파리의 치과 의사들은 오줌을 이용하여 치통을 치료했습니다. 오줌을 이용해서 치아를 세정하는 것은 널리 보급되었고, 5대륙 전역에 걸쳐서 지금도 행해지고 있습니다.

포르투갈 사람들은 내복에 오줌을 묻혀서 세탁을 했고, 뉴잉글랜드에서는 황달을 고치는 방법으로 요료법이 기재되어 있습니다. 뉴욕에 사는 노인들은 지금도 오줌과 뜨거운 물을 섞은 약을 만들어서 감기를 예방하고 있고, 캐나다의 산림 깊은 곳에서는 오줌을 사용해서 상처나 병을 낫게 합니다.

남아프리카와 중국에서 오줌은 민간약이었습니다. 고대 로마에서도 궤양에 시달리는 사람들은 자기 오줌을 사용했습니다. 그리고 상처나 타박상에도 오줌을 발랐습니다. 1800년대에는 약물 중독, 뱀에 물렸을 때, 광견병, 벌레에 물린 상처 등에 자신의 오줌을 마시고 발랐습니다. 1841년 영국에서 출판된 『영국인의 보배』에는 상처를 낫게 하는 최고의 방법은 오줌으로 씻는 것이라고 쓰여 있습니다. 또 몇 세기 전 유럽에서는 자기 오줌을 마셔서 페스트를 예방했다는 설도 있습니다. 그 외에도 많습니다.

17. 밤중의 잦은 배뇨로 아침의 첫 번째 오줌이 소량인데 어느 정도 마시면 좋은가요?

어느 정도가 적당량인가는 사람에 따라, 병의 상태에 따라 다르기 때문에 일률적으로 말할 수는 없습니다. 하루에 나오는 전량을 마셔도 해는 없습니다. 건강한 사람이 병을 예방하기 위한 것이라면 한 잔 정도(30~100㎖), 병 치료를 위해서는 보통 한 컵(180~200㎖)이 적당하다고 생각합니다. 그러므로 밤에 잦은 배뇨를 하는 분도 아침 첫 번째 양이 적지는 않을 것입니다. 만일 적다고 생각되면 아무 때나 받아 마셔도 괜찮습니다.

18. 오줌을 받아서 조금 두었다가 마셔도 무방한가요?

상온일 경우는 30분 이상 두면 좋지 않습니다. 냉동이나 냉장을 하면 하루 이틀 지난 오줌이라도 마실 수 있습니다. 그

러나 될 수 있는 대로 바로 마시는 것이 좋습니다. 오줌에 있
는 생리활성 물질의 작용은 아직 해명되지 않은 것이 많으며,
오래두면 세균발생의 염려가 있기 때문입니다.

19. 오줌 색과 맛이 매일 다른데 같은 방법으로 마셔도 괜찮은가요?

그때그때의 몸 상태나 전날의 음식물에 따라 오줌의 성분
이 달라지기 때문에 맛이나 색은 나날이 다릅니다. 그러므로
오줌은 몸 상태를 거울처럼 비쳐주는 신비의 생명수라고 말
할 수 있습니다. 피로하거나 몸 상태가 좋지 않을 때, 약을 먹
고 있을 때는 오줌 맛이 진하고 쓰다는 것이 많은 경험자들의
이야기입니다. 또 염분이 많은 식사를 하면 짠맛이 강하고 육
류만 먹으면 진하고 먹기 고약합니다. 따라서 오줌은 자기 몸
상태를 알리는 정교한 바로미터라고 할 수 있습니다. 그러므
로 같은 방법으로 마셔도 상관없습니다.

20. 항문으로 오줌을 넣는 구체적인 방법은 무엇인가요?

항문으로 오줌을 넣는 경우는 장 내에 들어 있는 시간이 길
기 때문에 아주 적은 양인 2~5㎖ 정도를 스포이드나 주사기
를 사용하여 넣습니다. 자기 전 약솜에 적셔서 항문에 넣어두
어도 무방합니다. 이 정도의 양이면 밖으로 나오지 않습니다.
오랜 시간 넣어두려면 배변 후가 좋습니다. 오줌은 아침 첫 번

째 것만이 좋은 것이 아니라 4일 이상 묵힌 것이 더 좋습니다. 특히 변비로 치질이 생긴 경우에는 효과가 매우 좋습니다.

21. 요료법을 시작하자 편도선염이 왔는데 음뇨에 의한 것이 아닌가요?

어떤 병이 생겼는데 그것이 오줌 때문이 아니냐고 묻는 사람이 있습니다. 결론적으로 그것은 그 병이 생기려고 할 때 요료법을 시작한 것으로 우연히 증상이 겹쳤을 뿐입니다. 오줌을 마셔서 병이 유발되는 경우는 없습니다. 음뇨를 시작했는데 여러 가지 증상이 나타나면 걱정이 되고 고민하는 것은 당연하지만 어떤 사람이 요료법을 했을 때와 하지 않았을 때를 동시에 실험하기란 불가능합니다. 그러나 오랜 경험상 아무런 해가 없으니 요료법을 믿고 열심히 실천하기 바랍니다.

22. 오줌이 만병통치약인 것처럼 보이는데 과장이 아닌가요?

현재 병원에서 처방하는 약은 각각의 증상에 대하여 치료효과가 있는 약이 정해져 있습니다. 그런데 오줌은 건강한 신체를 유지하게 하여 병을 치료하고 증상을 호전시킵니다. 몸에 어떠한 병이라도 있으면 요료법을 함으로써 그것을 낫게하려는 체내의 '생명력'을 끌어내는 것입니다. 자기의 몸에서 나온 정보수를 활용하는 것이므로 모든 병에 효과가 있는 것은 당연하다고 할 수 있습니다. 또한 체내 정보이기 때문에 오진도 없습니다. 부적정한 진단이나 치료에 의한 의료사고나 의료에 의하여 나타나는 새로운 병도 걱정할 필요가 없습니다. 오줌보다 나은 명의는 없다고 합니다. 따라서 만병통치라는 말은 지나친 말이 아닙니다.

23. 자연치유력에 대한 얘기가 많은데 오줌이 어떻게 자연치유력을 높이나요?

인간의 몸에는 원래 복원장치가 부착되어 있어서 건강한 몸이라면 조그만 경계 신호라도 알아차리고 원래의 상태로 복구시키도록 움직입니다. 즉, 자연치유력이 바로 질병에 대한 저항력과 자율신경 그리고 호르몬이 성립되어 있습니다. 따라서 질병이란 자연치유력이 어떠한 이유로 활동이 둔해지게 됨으로써 평소와는 다른 증상이 나타나는 상태입니다. 요료법은 둔해진 자연치유력에 활력을 주어 증상을 회복시킵니다.

24. 호전반응이 심하게 나타나서 고생하고 있습니다. 마시는 오줌의 양을 줄이면 나타나지 않나요?

호전반응이 너무 심하면 마시는 양을 줄이는 것도 좋겠지요. 그러한 호전반응은 병이 낫는 징조이기 때문에 참고 견디는 것이 좋습니다.

25. 에이즈 환자도 요료법으로 치유될 수 있나요?

일본에서는 에이즈 환자 치료를 조심스럽게 진행하고 있기 때문에 요료법을 얼마나 시행하고 있는지 파악하기는 힘듭니다. 에이즈는 감염에서 발병까지 5~7년 걸릴 수도 있습니다. 감염이 되더라도 면역력을 높이면 발병을 억제할 수도 있습니다. 에이즈는 감염되면 완치가 어렵습니다. 따라서 환자도 희망을 잃은 채 여생을 보내다가 죽음을 맞이 하게 됩니다. 요료법은 이미 아는 바와 같이 면역력을 높여 줍니다. 삶의 희망을 갖고 요료법을 실행하면 반드시 좋은 결과가 있을 것입니다. 한국MCL연구회 회원 중에 2년간 요료법을 실시하여 에이즈 양성에서 음성 판정을 받은 예가 있습니다, 또한 스위스에서도 에이즈 환자가 요료법으로 호전되었다는 예가 있습니다.

26. 현대 의료에서 왜 요료법을 반대하나요?

만병에 효과가 있다고 해도 과언이 아닐 정도로 효과적인 요료법이 현대 의료로 인정되지 않는 이유는 네 가지로 나눌 수 있습니다.

첫째, 예부터 의학 교육 중에서 오줌이 어떤 병에 효과가 있다는 것을 알리는 사람, 즉, 가르치는 사람이 한 사람도 없었기 때문에 요료법에 관한 지식을 가진 사람이 없다는 것입니다.

둘째, 요료법의 효과를 전했다고 해도 요료법을 치료에 사용한다면 의약품의 태반이 필요치 않게 되고 의업이 성립되지 않기 때문입니다.

셋째, 분뇨라는 말 자체가 오줌은 대변과 같이 배설되는 오물이라는 편견 때문에 오랜 세월 동안 외면되어 왔습니다.

넷째, 요료법이 널리 알려진지 100년 정도 밖에 되지 않았기 때문에 요료법을 과학적으로 분석하여 이용하는 방법이 개발되어 있지 않습니다.

그 중에도 가장 큰 이유는 오줌이 오물이라는 편견이 사회 전반에 정착되어 있기 때문입니다.

27. 요료법을 하려면 진단이 필요한가요?

어떠한 병이라도 진단은 필요하지 않습니다. 경찰이 숨어 있는 범인을 찾아내듯이 요료법을 하면 몸에 숨어 있는 병을 찾아내기 때문입니다.

28. 난치병일 경우에는 어느 정도의 단식기간이 필요한가요?

단식기간에 대해서는 어느 병에 얼마의 기간이라는 단정을 지을 수 없습니다. 큰 병일 경우에는 마사지와 단식을 병행하면 병이 낫습니다. 마사지만으로도 중병이나 만성병에 효과가 있습니다.

29. 약을 복용할 때도 요료법을 하나요?

오줌으로 나오는 것은 약 성분이 체내에서 흡수된 후의 성분이기 때문에 약 그 자체는 아닙니다. 그러므로 그런 오줌을 마셔도 일정 양은 배설되기 때문에 과다복용이 될 수 없습니다. 요료법을 시작해도 지금까지 복용하던 약을 일시에 끊으면 반동적인 증상이 나올 수 있기 때문에 증상이 개선되는 것을 보면서 서서히 약을 줄이는 것이 좋습니다. 조급한 마음을 갖지 말고 병세가 천천히 좋아지기를 기다려서 많이 호전되면 약을 조금씩 줄이다가 좋아지면 약을 끊고 오줌 양을 점점 늘려서 마시는 것이 좋습니다.

30. 통풍에 요산이 함유된 오줌을 마셔도 좋은가요?

한 컵 정도의 오줌을 마시면 그 중에 함유된 요산의 양은 극미량이기 때문에 걱정할 것 없습니다.

31. 구내염이나 치주염 등이 있을 때 오줌을 마셔도 괜찮은가요?

음뇨를 함으로써 구내염이나 치주염이 치료된 예는 많습니다. 그 외에 혀나 치경에 문제가 있을 때나 입안에 봉이 박혔을 경우도 오줌을 마시면 좋습니다. 오줌을 마실 때 가능하면 오랫동안 머금고 있으면 증상이 더욱 좋아집니다. 그것은 입 안에 인후, 식도 등의 점막상피세포에는 강력한 면역작용이 있어서 오줌의 성분이 자극하면 면역작용이 더욱 활발하게 활동한다고 생각됩니다. 따라서 입안에 문제가 있을 때만이 아니라 언제나 오줌을 입안에 5분 내지 15분 정도 머금고 있 다가 마시는 것이 좋다고 생각합니다.

32. 오줌을 마시고 눈에 넣는데 다른 사용법은 없나요?

두 컵 정도의 오줌을 욕조에 넣고 목욕을 하면 피부병에도 좋고 몸도 따뜻해진다고 합니다. 오줌에 함유된 요소에는 보 습작용, 항균작용이 있어서 약이나 화장품 성분으로 사용하고 있습니다. 또 오줌에 함유되어 있는 미네랄이나 호르몬이 작 용하여 피부에 바르면 탄력이 생겨서 미용효과도 뛰어납니다.

33. 아토피로 요료법을 시작했으나 효과가 나타나지 않습니다. 마시는 양을 늘려야 할까요?

아토피와 같은 선천성 만성병은 체질을 개선하지 않으면 안 되는 것이므로 요료법 효과가 나타나는 데는 시간이 필요 합니다. 요료법은 단기로 한 번에 많이 마신다고 즉시 효과가 나타나는 것이 아니라 조금씩 오랫동안 계속하는 것이 중요합니다. 그러는 동안에 반드시 효과가 나타나게 되어 있습니다. 마시는 양(100㎖ 정도)이 문제입니다. 횟수도 늘리고 양도 늘려보십시오.

34. 요료법으로 효과가 없었던 병이 있나요?

요료법을 하는 사람들은 여러 가지 의료에서 벗어난 시한부 상황이 많습니다. 이와 같이 이미 시한부가 되어 요료법을 시도한 경우에는 완전한 효과를 얻을 수 없는 것이 당연합니다. 효과가 없었던 예도 적지 않으나 조기에 요료법을 한다면 골절과 같은 상해나 외상 또는 수술을 필요로 하는 질병 외에는 100% 효과가 있습니다.

35. 아토피를 앓고 있는 어린아이에게도 효과가 있나요?

효과가 있습니다. 아이들의 오줌을 채취하기가 어려우면 어머니의 오줌으로도 상관없습니다. 작은 잔 하나 정도를 매일 먹이세요. 물을 타거나 주스나 국에 섞어서 마시게 해도 됩니다.

36. 우울증에도 효과가 있다고 들었는데 심신증에도 효과가 있나요? 신경증(노이로제) 등의 정신병에는 어떤가요?

이 병에 효과가 있을까, 저 병에는 어떤가 하는 질문이 많지만 그것은 오줌을 약과 동일시하기 때문에 나타나는 질문입니다. 오줌은 약을 뛰어넘는 완전물질입니다. 그러므로 병이 났을 때는 자연치유력을 높여서 병을 낫게 하고 건강할 때는 몸 상태를 좋게 하여 병을 예방하고 다시 건강을 증진시키므로 심신증이나 노이로제에도 잘 듣습니다. 오줌을 마시고 극적으로 좋아진 사례가 얼마든지 있습니다.

37. 오줌을 발라서 무좀이 나았다고 하는데 음낭습진에도 좋나요?

무좀에는 오줌을 바르고 말리기를 여러 차례한 후 양말을 신습니다. 이것을 하루에 한 번 일주일 계속하면 잘 낫습니다. 음낭습진(설부백선)은 무좀과 같은 백선균이므로 당연히 같은 방법으로 시행하면 효과가 있습니다. 또 상처에 오줌을 바르는 것은 옛날부터 전해오는 민간요법의 하나입니다. 희랍 시대의 의사인 히포크라테스도 행하고 있었기 때문에 틀림없습니다.

38. 요료법 시행 중에 다른 병이 생길 가능성은 없나요?

요료법을 열심히 하면 다른 병은 생기지 않습니다. 그러나 치료과정에서 오줌은 신체 여러 부분의 불순물을 씻어내고,

오물이나 이물질 또는 혈액 순환이나 신경의 흐름을 방해하는 물질이 오줌에 의해 배설됩니다.

이 배설 과정에서 1, 설사 2, 구토 3, 발진 4, 가려움과 열을 동반한 습진이 나타날 수도 있습니다. 이럴 때는 놀라지 마십시오. 호전반응이기 때문에 다른 치료보다는 마시는 양을 줄이거나 며칠 동안 일시 중지하여 호전되기를 기다리는 것이 좋습니다.

39. 요단식이란 무엇을 말하나요?

요료법은 원래 단식과 함께 하는 것이 올바른 방법입니다. 단식은 생수와 오줌만을 마시고 금식하는 것이므로 전문가의 지도 아래 실시하는 것이 좋으며 초보자가 혼자 시도하는 것은 위험합니다. 단식 후 일상생활로 돌아올 때까지의 기간이 위험하기 때문입니다.

요단식에 들어가는 4~5일 전부터는 서서히 음식 분량을 줄여야 합니다. 단식에 들어가는 기간은 스스로 정하는 게 좋고, 단식에 들어가면 물을 적당하게 마시도록 합니다. 단식을 하면서 오줌을 전부 마시는 요단식법은 개인에 따라 반응이 다른데 장벽에 붙어있던 오염물질이 오줌으로 씻겨 나오는 정도의 반응이기 때문에 곧 사라집니다. 이 반응과의 투쟁에서 이

겼을 때 비로소 건강이라는 진정한 평안을 얻을 수 있습니다.

단식을 끝낸 후의 식사방법에는 여러 가지가 있지만 가장 일반적인 것을 소개합니다. 여기서 중요하게 생각해야 할 것은 고형식을 바로 먹지 않는 일입니다.

❶ 위와 장을 씻어 내기 위해 물을 마신다.

❷ 1~2일째는 작은 밥공기 분량의 미음을 아침과 저녁으로 먹는다.

❸ 2~3일째는 야채 수프나 멀건 죽을 작은 공기 분량으로 아침과 저녁에 먹고 자극이 없는 무른 반찬을 먹는다.

❹ 4~5일째는 야채 수프나 죽을 작은 공기 분량으로 아침과 저녁에 먹고 자극이 없는 무른 반찬을 먹는다.

❺ 6일째는 부드러운 밥과 국, 생야채, 흰살 생선류를 아침과 저녁에 먹는다.

❻ 7일째는 고형식을 꼭꼭 씹어서 유동식으로 만든 다음 삼킨다. 이후부터는 일반식을 해도 괜찮으나 잘 씹은 다음 넘기는 것이 무엇보다 중요하다.

단식을 끝낸 후에 음식이 체내에 들어가면 공복감이 증가하여 더 많은 음식에 저절로 손이 가게 마련입니다. 이럴 때 절제를 하느냐 못 하느냐가 단식을 성공시키는 비결이지요. 공복감 때문에 음식을 한꺼번에 많이 먹으면 단식 전의 건강보다 오히려 악화될 수 있기 때문에 이 점을 반드시 주의해야 합니다.

단식 후의 식사량은 가능한 한 줄이고 잘 씹어 먹어야 합니다. 체내에 필요한 분량의 음식이 들어왔는가를 알리는 척도는 트림이 나오기 시작하는 것으로 알 수 있습니다. 만약 트림이 나온다면 먹는 것을 멈추는 게 좋습니다. 또한 2개월 정도까지는 성생활과 심한 운동과 자극적인 식품은 먹지 않는 것이 좋습니다. 단식이 신체를 약하게 만드는 것은 아니지만 건강한 상태로 되돌아오기까지 시간이 필요하기 때문에 몸을 생각해서 삼가는 것이 좋다는 것입니다.

40. 간질에도 효과가 있나요?

오줌에는 경련을 억제하는 작용이 있기 때문에 간질에도 효과가 있습니다. 간질을 앓는 사람은 5년에서 10년간 약을 계속 먹지 않으면 안 되는데 약과 함께 요료법을 하다가 중간에 약을 끊고 오줌만 마시는 것도 방법입니다.

41. 혈압이 내려간다고 들었는데 저는 오히려 올라갑니다. 계속해야 할까요?

혈압은 잘 변합니다. 때때로 높을 때에 측정할 수도 있고 그것을 오줌 탓이라고 생각할 수도 있습니다. 그리고 '오줌을 마신다'는 정신적인 흥분에 의해서 일시적으로 혈압이 상승했는지도 모르겠습니다. 어찌 되었건 요료법으로 혈압에 악영향을 끼친다고 걱정할 필요는 없습니다. 오줌이 맞지 않은 사람은 없습니다. 안심하고 계속하십시오.

42. 수면약을 먹고 있는데 약성분이 오줌으로 나오면 약을 과잉섭취하는 결과가 되지 않나요?

수면효과를 낸 후에 극히 미량의 성분이 오줌으로 다시 나오는 것으로 그것을 마셔도 배설이 됩니다. 그러므로 그렇게 염려할 필요는 없습니다.

43. 고혈압으로 염분 제한을 하는데 짠맛이 나는 오줌을 마셔서 염분을 더 많이 섭취하는 것은 아닌가요?

오줌에 함유되는 염분은 문제가 되지 않습니다. 극히 미량이니까요. 오줌의 짠맛은 염화칼륨과 염화나트륨에 의한 것인데 염화칼륨은 염화나트륨과는 반대로 혈압을 내리는 작용을 합니다. 오줌은 혈액보다 염화칼륨을 비교적 많이 함유하고 있어 혈압을 내리는 방향으로 작용합니다.

44. 방광염인데 세균이 들어 있는 오줌을 마셔도 괜찮은가요?

상관없습니다. 균이나 균과 싸운 항체가 들어 있는 오줌을 마시기 때문에 방광염에 효과가 있습니다. 균은 소화관의 강력한 산으로 살균됩니다.

45. 당뇨병으로 칼로리 제한식을 하고 있는데 당이 들어 있는 오줌을 마셔도 괜찮은가요?

상관없습니다. 오줌에 나오는 당이나 단백질은 식품에 비하면 극히 미량이기 때문에 걱정할 필요가 없습니다.

46. 신염으로 단백뇨가 나오는데 그런 오줌도 괜찮은가요?

상관없습니다. 이유는 앞에 말한 바와 같습니다.

47. 신염으로 인공투석을 하고 있어요. 신장에서 제대로 여과되지 않은 오줌이라도 괜찮은가요?

괜찮습니다만 최초의 일주일은 술잔 한 잔 정도를 물로 희석시켜서 마시고 몸에 아무런 변화가 없다는 것을 확인한 뒤에 차츰 증량하는 것이 좋습니다. 걱정이 앞서면 가글만 해도 괜찮습니다.

48. 혈압약을 먹고 있는데 요료법이 괜찮은지, 약 성분이 나오는 오줌과 함께 약을 먹으면 복용량이 과다한 건 아닌가요?

오줌으로 나오는 것은 약의 유효성분이지 약 그 자체가 아니기 때문에 오줌을 마셔도 복용량이 과다하게 되는 경우는 없습니다.

49. 혈압약을 먹고 있는데 요료법으로 혈압이 너무 내려가지 않을까요?

그런 것은 아닙니다. 왜냐하면 오줌은 혈압을 내리는 약이 아니기 때문입니다. 말한 바와 같이 오줌은 몸 상태를 정상으로 하려는 작업을 하기 때문에 높은 혈압을 낮추고 낮은 혈압은 올리는 작용을 합니다.

50. 임신 3개월인데 요료법을 해도 태아에게 해는 없나요?

절대 없습니다. 태아는 자궁 안에서 배설된 자기의 오줌을 마시고 자랍니다. 분만 직전의 태아는 하루 약 500mg의 양수를 마시고 그것을 동량 이상의 오줌으로 배설한다고 알려져 있습니다.

51. 하루에 최저 어느 정도 오줌을 마시면 좋은가요?

건강한 사람이 병을 예방하기 위한 목적이라면 30∼50㎖ 정도면 좋습니다. 치료 목적으로는 하루에 나오는 오줌 전량을 마시는 사람도 있습니다. 이상 증상은 나타나지 않습니다. 그러나 평균적으로 2∼3회로 나누어 하루 200∼250㎖ 정도가 좋다고 생각합니다.

52. 오줌을 물이나 주스로 희석하여 마셔도 되나요?

물론 괜찮습니다만 가능하면 그냥 마시는 것이 좋습니다.

53. 오래 둔 오줌은 효과가 없나요?

효과가 있다 없다고 말하기보다는 위생상의 문제가 있습니다. 배설 후 시간이 지난 오줌에는 잡균이 증식합니다. 될 수 있으면 즉시 마시는 것이 좋습니다.

54. 요료법을 하면 입이 썩나요?

그런 걱정은 전혀 없습니다. 반대로 구내염이나 치주염이 치료되어 입 냄새가 없어집니다.

55. 병에 따라 음뇨량이 다른가요? 예방과 치료 목적에 따라 양의 차이가 있나요?

병이나 사람에 따라 다릅니다. 마셔서 가장 기분이 좋은 양이 그 사람의 정량이므로 자기의 몸으로 판단해 주십시오. 일반적으로 예방은 50㎖, 치료는 150~200㎖를 마시면 됩니다.

56. 채취하고 몇 시간 후까지 마실 수 있나요?

보존하는 온도에 따라 다릅니다. 냉장해 두었을 때는 하루, 이틀 쯤 지난 오줌이라도 마실 수 있습니다. 그러나 상온에서는 30분 이상 두면 안 됩니다.

57. 냉장고에 넣고 차게 해서 마셔도 효과가 있나요?

있습니다. 그러나 되도록 빨리 마시는 것이 좋습니다.

58. 왜 아침 첫 번째 오줌이 좋은 건가요? 낮이나 밤에 누는 오줌은 효과가 떨어지나요?

뇌가 쉬고 있을 때(3시간 이상 잠을 잤을 경우)는 SPU라는 수면촉진 호르몬이 분비됩니다. SPU는 체내의 병원균을 이기는 면역 물질을 증가시키는 작용이 있다고 합니다. 아침에 처음 누는 오줌에는 바로 SPU가 들어 있습니다. 그러나 낮이나 밤에 누는 오줌의 효과가 현저히 떨어진다는 것은 아닙니다.

59. 호전반응은 어느 정도 마시면 그치나요?

일주일 정도 지나면 호전반응이 끝나는 사람도 있고, 1개월에서 2개월이 소요되는 사람도 있습니다.

60. 눈에 오줌을 넣었다는 이야기를 들었는데 위험하지 않나요?

건강한 오줌이면 아주 좋습니다. 그러나 방광염이나 세균이 들어 있는 오줌을 음용할 경우에 소화관의 산으로 살균에 문제가 없습니다만 눈의 점막에 넣을 경우에는 감염을 초래할 수 있기 때문에 넣지 않는 것이 좋습니다. 육안으로 오줌을 봤을 때 뿌옇게 보이거나 부유물이 있을 때는 좋지 않습니다.

61. 현재 먹고 있는 약을 끊어도 되나요?

약에 따라 다르겠지만 끊게 되면 반동적으로 병이 악화될 수 있습니다. 고혈압이나 당뇨인 경우 약과 병행하되 서서히 약을 중단 하십시오.

62. 요료법은 외국에서도 행하고 있나요?

요료법의 뿌리는 외국입니다. 예부터 중국이나 인도 등에서 행하고 있었습니다. 세계 각국에서 요료법대회가 개최되고 있으며 외국의 의사들도 많이 실행하고 있습니다.

63. 효과가 있다면 오줌을 마셔도 좋으나 효과가 없다면 마신 것을 후회할 것 같습니다. 정말 효과가 있나요?

수명이 다 된 사람은 별로 효과가 없으나, 3개월 이상 마시면 절대로 후회하지 않습니다.

64. 요료법을 계속하고 있으나 효과가 없습니다. 마시는 양이 부족한 건가요?

마시는 양이 부족하거나 기간이 짧을 수 있습니다. 조급하게 생각하지 말고 계속하면 틀림없이 효과가 있을 겁니다.

65. TV에서 요료법을 보았는데 의사가 부정적인 말을 했습니다. 정말 효과가 있나요?

정말 효과가 있습니다. 실제로 요료법을 해보지 않은 의사가 상식적으로 이야기하는 것은 이치에 맞지 않습니다.

66. 선생님도 한 잔 정도 마시고 계신데 어떤 효과가 있나요?

저는 매일 150㎖ 이상 마십니다. 내년이면 87세인데 원기 왕성하고 특별한 병이 없기 때문에 요료법의 효과를 확실히 보고 있다고 생각합니다.

67. 오줌을 마시면 건강상태를 알 수 있다고 하는데 어떤 색, 어떤 맛, 어떤 냄새가 건강한 건가요?

답하기 정말 어려운 질문인데 어쨌든 건강한 오줌은 마셔서 싫은 감이 조금도 없습니다. 오래 계속해서 익숙해지면 자연스럽게 알 수 있습니다. 오줌이 무취무미이고 거품이 없으며, 맑고 탁하지 않으면서 엷은 오랜지색이면 좋습니다.

68. 오줌은 더럽지 않다고 하는데 어떻게 만들어지나요?

대변과 오줌은 만들어지는 과정부터 아주 다릅니다.

입으로 들어간 음식이 위나 소장, 대장이라는 소화관들을 통과하면서 소화되어 각종의 영양소가 흡수되는데, 대변은 소화 흡수되지 않은 찌꺼기나 장내세균, 그 시체가 배설되는 것입니다.

그러나 오줌의 원천은 혈액입니다. 신장에서 혈액으로 오줌을 만들어 배설하는 것입니다. 한마디로 말해서 체액, 즉 혈액이나 조직세포 내에 있는 물을 몸에 가장 알맞은 상태로 조절해서 그 농도를 일정하게 유지하기 위해 배설하는 것이 오줌입니다. 체액 중에 있는 물질이 많아지면 오줌으로 배설하고 부족하면 혈액 중에 유보시키는 것입니다. 이를 항상성 유지라 합니다. 물질의 과잉이나 부족현상은 시시각각 다릅니다.

체내를 순환한 혈액은 마침내 신장의 혈관에 들어갑니다. 신장의 혈관은 점점 작은 가지로 나뉘어 모세혈관으로 되고 그 끝이 사구체로 되어 있습니다. 두 개의 신장에 있는 약 200만 개의 사구체를 통과하면서 혈액이 여과되는 것입니다. 이 여과액을 원뇨라 하며 하루에 170L 정도가 됩니다. 원뇨에 용해되어 있는 물질 중 몸에 필요한 물질은 요세관을 통하면서 재흡수되어 혈액으로 되돌아갑니다. 요세관에서 신우, 방광을 거쳐 체외로 나오는 것은 불과 1.5L 밖에 되지 않습니다.

이렇게 해서 체외로 나오는 오줌은 방광염이나 요도 감염증이 없으면 무균상태입니다. 오줌이 더럽다는 것은 잘못된 생각입니다.

69. 오줌을 마시면 몸에 여러 가지 반응이 나타난다는데 어떤 반응인가요?

오줌을 마시는 대부분의 사람들이 최초로 느끼는 것은,

❶ 혈액순환이 잘 된다(얼굴에 윤기가 나고 피부가 고와진다. 차

135

갑던 손발이 따뜻해진다).

❷ 용변이 쉬워진다.

❸ 손톱이나 머리카락이 잘 자란다.

이상과 같은 변화입니다. 이 같은 변화가 있은 후에 여러 가지 몸의 이상이나 병이 더 심해지는 변화가 나타납니다. 이 것을 한방에서는 '호전반응'이나 '명현현상'이라 부릅니다. 요료법을 했을 때와 하지 않았을 때를 동시에 실험 비교하기 란 불가능합니다. 아무런 해가 없으니 요료법을 믿고 열심히 하십시오.

70. 1년 정도 요료법을 했는데 몸이 좋아지는 것 같지 않습니 다. 왜 그럴까요?

요료법은 병이나 증상이 같은 사람이라도 2~3개월에 좋아 지는 사람이 있는가 하면 1년이 되어도 좋아지지 않는 사람 이 있습니다. 사람들은 병이 낫는다는 것을 건강한 젊은이와 같이 되는 것으로 잘못 생각하는데 그것은 이상적인 바람일 뿐입니다.

점점 악화되고 있는 병이 요료법을 해서 현상유지를 할 수 있다면 외견상이나 본인이 좋아졌다고 생각되지는 않지만 음 뇨 덕이라고 생각해야 할 것입니다. 요료법은 어디까지나 사람에 따라 효과가 다르다는 것을 이해하고 꾸준히 실천해 주십시오.

대만의 어느 의사는 5년 정도 요료법을 해야 한다고 했습니다.

71. 오줌은 만병에 효과가 있다는데 왜 그런가요?

의사들이 투약 시에 양이나 횟수 그리고 사용방법 등을 제한 없이 사용한다고 하여 치료 및 예방에 효과를 본다고 할 수 없습니다. 따라서 오줌도 만병에 효과가 있다고 할 수 없다는 사람도 있습니다.

그러나 오줌은 서양의학이나 동양의학에서 말하는 약이 아닙니다. 오줌에 함유된 미량성분의 변화가 몸 상태의 정보원이 되어 그 정보를 '목'에 있는 센서가 판독하여 뇌에 전달하고 뇌에서 몸의 각 부위에 지령을 내려 우리 몸에 지니고 있는 자연치유력이 높여진다는 것이 나까오 의사의 추론 및 가설입니다.

이처럼 자연치유력을 높여 주기 때문에 여러 가지 질병에 효과가 있고 예방도 되는 것입니다. 그러나 화학약제처럼 한 가지 증상에 즉시 효과가 나타나는 것이 아니라 사람에 따라 방법이나 시기가 다릅니다. 또 효과가 나타나는 데도 기복이 있습니다. 좋아지다가 그렇지 않을 때도 있는 증상이 반복되기도 합니다.

오랫동안 서양의학에 의존해 온 우리에게는 이런 변화가
답답하게 느껴질지 모르지만 장기간 실천하고 있으면 무언가
가 좋아진다는 것을 알게 됩니다. 그리하여 몸 전체가 건강하
게 되는 것입니다.

72. 오줌은 몸에 불필요하기 때문에 체외로 배출되는 노폐물 아닌가요?

우리는 오줌을 예부터 '분뇨'라 하여 대변과 같은 노폐물이
라고 인식해 왔습니다. 의사들 중에도 그렇게 생각하는 분이
종종 있습니다. 오줌은 확실히 단백질 등이 신진대사에 사용
된 '나머지'라고 말할 수 있는 질소 화합물(요소, 요산, 크레아티
닌 등)을 함유하고 있습니다.

신장기능이 떨어져 혈액을 여과할 능력이 저하되었을 경우
이들의 질소화합물이 필요 이상으로 모여 혈액 중에 일정한
농도를 유지해야 할 나트륨, 칼륨, 칼슘 등의 밸런스가 깨어
집니다. 이 성분 농도의 밸런스가 깨어진 혈액이 몸속을 돌면
나쁜 증상을 일으키게 되는데 이 현상이 요독증입니다.

혈액 등과 같은 체액을 항상 일정한 농도로 유지하는 것이
인체를 유지해 나가는데 중요합니다. 그 때문에 신장에서는

항상 혈액을 여과해서 혈액성분의 밸런스를 유지하고 있으므로 과잉성분은 오줌으로 체외로 배출되는 것입니다. 그러므로 오줌에는 미량의 호르몬, 미네랄 등과 같은 여러 가지 생리활성물질이 함유되어 있습니다.

질소화합물 중의 요소는 오줌에 가장 많이 함유되어 있으며 살균작용이나 이뇨효과 및 보수 작용이 있기 때문에 약이나 화장품의 성분으로 이용되고 있습니다.

요소 이외에도 오줌에는 몸에 좋은 수많은 성분이 들어 있습니다.

73. 오줌을 마시면 왜 병이 치유되나요?

오줌이 병을 치유하는 정확한 방식은 미지의 세계입니다. 오줌을 마시면 병이 낫는다는 사실만 확실히 알려져 있을 뿐입니다. 그래서 추론을 말씀드리면, 첫째는 오줌 안에 있는 여러 가지 물질이 그 사람의 환부에 직접 작용해서 효과를 발휘한다는 것입니다. 예를 들면 바이러스성 감염 등의 세균성 병에 대해서는 오줌 안의 항체(바이러스에 저항하는 물질)나 호르몬 등의 역할로 병이 호전된다고 생각됩니다.

두 번째는 오줌이 체외로 배출되어 외부에 접한 다음 그것을 마심으로써 다시 체내에 돌려주고 소화관을 통해서 흡수되면 그 사람의 체내에 있는 어떤 물질(예를 들면, 인터페론)이 미량으로 산출되어 그 자극에 의해서 백혈구나 임파구 등의 증식이 행해져서 그 병 특유의 자연치유력(인간이 본래 가지고 있는 스스로 병을 고치려고 하는 힘)을 높이는 역할을 한다는 생각입니다. 세 번째는 목과 장점막에는 오줌이 지니고 있는 정보를 알

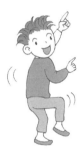

아차리는 센서가 있어서 오줌이 입 안으로 들어가면 입 안의 B-스팟에 작용하여 면역계를 자동제어함으로써 자연치유력을 향상시킨다 (나까오 설)는 것입니다. 그러나 이들은 오줌이 여러 가지 병에 효과가 있기 때문에 나온 추론 일 뿐입니다.

74. 요료법은 언제부터 시행되었나요?

인도에서는 기원전 2000년, 즉 지금으로부터 4000년 이전에 요료법이 시작되었다는 기록이 있습니다. 그 후 힌두교도나 요가행자들에게 요료법은 신성하고 유효한 치료법일 뿐 아니라 돈이 들지 않는 건강 유지법으로 널리 알려졌습니다.

그런데 시대와 함께 이를 비밀스럽게 하려는 움직임이 일어 쇠퇴하게 되었습니다. 중국에서는 1500년 전부터 시작되었습니다. 그러나 중국의 요료법에는 병의 치료법 외에 어린

아이의 오줌(동요)을 마시는 비법이 있습니다.

이것은 7세 이하인 아이의 오줌을 젊음을 되찾는 묘약으로 마시는 것입니다. 양귀비(중국의 당시대의 현종황제의 황후)도 동요를 마시고 얼굴에 발라서 아름다움을 유지했다고 합니다.

일본에서는 750년 전의 가마꾸라 시대의 '이빼조닌'에 의해서 벳부의 온천 요법과 함께 요료법이 행해져 왔습니다. 그런데 그 후에 양의학이나 한방의학의 보급에 의해서 요료법은 점점 잊혀져 갔습니다.

그러나 지금도 중국의 사천성, 캐나다, 인디언의 거류지 등에서 그 맥을 이어가고 있습니다.

75. 왜 오줌을 마실 용기가 나지 않을까요?

요료법을 시도할 용기가 없는 사람은 병으로 괴로워하지 않거나, 오줌에 대한 편견을 버릴 수가 없기 때문입니다. 호텔이나 고층 빌딩에서 화재가 발생하여 창으로 뛰어내리지 않으면 생명이 위급한 상황에 직면하게 되면 뒤를 생각하지 않고 무조건 뛰어내립니다.

이와 같은 상황에 비하면 생명을 구하는 오줌을 마시는 것은 큰 문제가 되지 않습니다. 요료법은 난치병에 시달리다가 생명이 끝나기 일보직전의 수단, 즉 지푸라기라도 잡는 심정으로 결심하는 사람이 많습니다.

그러나 '마실까? 말까?'를 망설이다가 겨우 실행하게 되었을 때는 이미 늦을 수도 있다는 것을 명심하지 않으면 안 됩니다. 요료법은 증상이 가벼운 단계에서 시작한 사람일수록 좋은 결과를 얻을 확률이 높습니다.

76. 오줌 냄새가 문제인데 없애는 방법이 있나요?

라임이나 허브, 향이 짙은 수용성의 프로폴리스 외에 오렌지 주스나 미량의 커피로 냄새를 제거할 수 있습니다. 그래도 냄새가 견디기 힘든 사람은 여러 가지 방법을 시도하여 자신에게 맞는 방식을 찾아서 마시면 됩니다.

77. 오줌은 더럽지 않나요?

오줌은 체내를 순환한 혈액이 신장에서 여과되어 방광에 저장된 후 배출되기 때문에 더럽지 않습니다. 간혹 오줌에 많은 세균이나 미생물이 있다고 말하는 사람이 있으나 사실이 아닙니다. 그러나 예외가 있을 수 있습니다. 세균이 원인이 되어 신장에 염증이 생기는 신우염이나 오줌이 통과하는 수뇨관의 감염증, 방광염 등은 조심할 필요가 있습니다.

그러나 그와 같은 경우에도 세균의 양은 극히 미량이기 때문에 오줌을 마셔도 위산의 작용으로 살균됩니다. 예를 들어 살아남은 것이 있다고 해도 장 내에서 병을 일으킬 성질의 균은 아니기 때문에 걱정할 필요가 없습니다.

78. 오줌을 마시면 정말 아무런 해가 없나요?

오줌은 자기의 혈액이 신장에서 여과되어 만들어진 것이므로 해가 되지는 않습니다. 실제 전국의 많은 환자들에게서 받은 전화나 편지를 보아도 유해하다는 예는 한 건도 없었습니다. 저도 20년 이상 오줌을 마시고 있지만 혈액검사를 해도 체내에 아무런 이상이 없으며 아주 건강합니다.

79. 오줌은 대변과 달리 단순한 배설물이 아니라고 하지만 정말일까요?

알기 쉽게 말하면, 오줌은 상수도를 통해 나오는 것이고 대변은 하수도를 통해서 나오는 것과 같습니다. 입으로 들어간 음식물은 위, 소장, 대장을 통해서 소화되어 각종 영양물이 흡수된 나머지 가스나 장내 세균이나 그 사해(죽은 찌꺼기)가 대변으로 배설됩니다.

이에 비해 오줌은 혈액이 사구체라고 하는 여과지를 통과하여 만들어진 것으로(일종의 체의 역할) 무균 상태입니다. 이와 같이 오줌은 대변과 만들어지는 과정부터 근본적으로 다르기 때문에 더럽지 않습니다.

80. 오줌은 혈액에서 만들어진다고 하는데 혈액과 어떻게 다른가요?

전신으로 순환되고 있는 동맥은 심장 내에서 차츰 작은 가지로 나뉘어져 모세혈관이 됩니다. 그 선단은 둥글어서 마치 실이 모여 있는 것 같은 상태로 되어있습니다. 이것을 사구체라고 합니다. 동맥을 흐르는 혈액은 그 과잉분이 사구체로 들어갔을 때에 여과되어 극히 일부가 오줌이 되어 체외로 배설됩니다. 그러므로 오줌은 혈액의 산물이 틀림없습니다.

단, 신장에서 여과되어 요세관을 통해서 방광으로 가는 중에 여러 가지 영양물질이 흡수되어 혈액 안으로 돌아가기 때문에 최종적으로 배출되는 오줌은 혈액 성분과는 약간 차이가 있습니다. 혈액의 윗물인 혈청은 약알칼리성인데 오줌이 약산성을 띄고 있는 것은 그런 이유 때문입니다.

81. 오줌에는 어떤 성분이 포함되어 있나요?

질문에 답하기 전에 알아두어야 할 것은 오줌은 사람에 따라서, 앓는 병에 따라서 성분이 미묘하게 달라집니다. 시판되는 약과 다르게 오줌은 항상 성분이 균일한 것은 아닙니다. 따라서 요료법은 약과 같이 증상을 일시적으로 억제시키는 것이 아니라 인간이 본래 가지고 있는 자연치유력을 회복하게 함으로써 병을 낫게 합니다. 그러므로 오줌은 그 사람에게 가장 잘 듣는 혈청백신이라고 말할 수 있습니다.

오줌의 대표적인 성분은 요소, 크레아틴, 크레아티닌, 요산, 암모니아 등의 질소를 함유한 화합물입니다. 이들 성분에는 세균 활동을 억제하는 강한 항균 작용이 있는 것으로 알려져 있습니다. 또한 칼륨, 칼슘, 나트륨, 마그네슘, 인 등의 미네랄 류가 균형 있게 함유되어 있습니다. 오줌에 함유된 미네랄 류는 체내에서 흡수된 물질이 다시 나온 것이므로 흡수율이 다른 식품에 비해서 높기 때문에 아주 효과적입니다.

최근 과학기술지에 의하면 오줌에는 미량의 생리활성물질(병균, 몸의 이상에 대해서 인간의 세포가 만들어내는 유익한 분비물)이 함유되어 있다는 결과가 발표되고 있습니다. 그 대표적인 것이 뇌나 심장의 혈관이 막혀서 일어나는 뇌혈전이나 심근경색의 약에도 사용되고 있는 유로키나제(혈액 덩어리를 녹이는 물질)입니다.

그 외에 적혈구 생성을 촉진하는 에리스로포에틴(상처가 난

조직이나 세포를 수복, 재생하는 표피증식인자, 말초혈관을 확장시켜 혈압을 내리는 카리크레인에 여러 가지 암을 억제하는 항암물질) 등 말할 수 없이 많은 유효물질이 함유되어 있습니다.

82. 요료법은 어떤 병에 효과가 있나요?

오줌은 약해진 세포를 활성화시켜 생체의 자연치유력을 높이는 역할을 하기 때문에 뼈의 결손 등과 같은 장애 이외에는 어떤 병에도 효과가 있습니다. 예를 들면 류머티즘, 통풍, 암, 고혈압, 간장병, 당뇨병, 교원병, 대상포진, 어깨나 허리 통증, 치주염, 좌골신경통, 변비, 정력증강, 피로회복, 백발 등입니다.

영국의 자연요법 권위자인 암스트롱은 간장병, 담낭염, 피부병, 생리불순, 불임, 원인불명의 발열, 떨림, 경련, 마비, 뇌졸중, 류머티즘, 빈혈, 두통, 우울증, 히스테리, 갱년기 장애, 신경통, 관절염, 파행증(한쪽 발을 질질 끄는 보행 장애), 자궁내막염 등에 의한 대하증, 임포텐스, 영양실조 등 참으로 다양한 예를 보고하고 있습니다.

83. 요료법의 효과가 높은 사람, 낮은 사람이 따로 있나요?

개인차가 있기 때문에 같은 병이라도 다 다릅니다. 예를 들면 난치병이라는 류머티즘인 경우 3일 만에 효과를 본 사람도 있고 3개월에서 일 년 이상 걸렸다는 사람도 있습니다.

일반적으로 젊은이나 병의 진행이 초기 단계인 사람은 효과가 빠르게 나타납니다. 그러나 고령자나 말기인 경우에는 오랜 시간이 걸리는 경향이 있습니다. 또 뇌의 작용에도 중요한 요소가 있습니다. 암에 대해서 공포심이 있는 사람은 암으로 쓰러지는 경우가 많고 식중독에 필요 이상의 경계심을 갖는 사람은 식중독에 걸리기 쉽다고 말합니다. 공포심이나 경계심에 의해서 항암물질의 산출이 억제되거나 위액 분비가 중단되어 살균작용이 감퇴하기 때문이지요.

요료법의 경우도 같습니다. '이것을 마시면 낫는다' 고 생각하는 사람에게는 질병에 효과가 있는 면역물질(병에 대한 저항력을 발휘하는 물질)이 많이 생산되고, '이런 것으로 나을지 몰라' 하고 생각하는 사람은 면역물질을 만드는 역할이 억제됩니다.

84. 요료법이 듣지 않는 사람도 있나요?

요료법을 하는 사람 중에는 여러 가지 현대 의학 치료가 아무런 효과가 없어서 시작한 사람이 많습니다. 이와 같은 사람들은 화학약품을 너무 많이 사용함으로써 건강한 세포까지 손상된 경우가 많고 병에 대한 저항력도 약해져 있어서 효과가 나타나지 않을 수도 있습니다.

또한 말기로 수명이 다 되었을 때 요료법을 시작하면 생각
했던 효과가 나타나지 않는 것은 당연한 일입니다. 요료법을
빨리 시작했다면 뼈의 결손 등이 아닌 병이라면 거의 100%
효과를 기대할 수 있습니다.

85. 오줌은 언제, 어떻게 마시는 게 좋을까요?

요료법은 자기의 오줌을 마시는 것이기 때문에 아주 간단
합니다. 제일 좋은 것은 아침 첫 번째(일어나자마자 누는 오줌)의
중간 오줌을 마시는 것입니다. 중간 오줌이란 처음과 마지막
에 나온 것을 뺀 오줌으로 배뇨 시에 처음 두세 스푼을 버리
고(배뇨구, 즉 오줌 출구 부분의 불순물을 없애기 위해서), 그 후에 나
오는 오줌을 컵에 80% 정도(150~160㎖) 받아서 그대로 마시
는 것입니다. 단, 요료법을 할 때에 냄새 때문에 마실 수가 없
다는 사람이 있습니다. 이런 경우에는 물로 희석하거나 얼음
을 넣어서 마시는 것도 좋습니다. 오줌을 마
실 때는 코로 호흡하는 것을 삼가고 천천히
마시는 것이 좋습니다. 익숙해지
면 오줌도 물 먹듯이 쉽게 마실
수 있습니다.

86. 양은 어느 정도가 좋으며 몇 번 정도 마시면 효과가 있나요?

조사 결과에 의하면 가장 많은 음뇨 양은 하루 200㎖로 전체의 48%입니다. 따라서 180㎖가 19%, 즉, 70%의 사람이 매일 한 컵 정도의 오줌을 마시고 있습니다. 그 외에 하루에 나오는 오줌의 전부를 마시는 사람이나 두세 컵, 술잔으로 한 잔 정도 마신다는 사람도 있지만 소수입니다. 따라서 매일 아침 규칙적으로 실행하여 병이 위중하지 않은 상태라면 하루에 50㎖ 정도면 체내 밸런스를 유지하는데 충분하다고 생각합니다.

87. 요독증은 오줌을 마셔서 생기는 것이 아닌가요?

'요독증'은 중증의 신장질환 말기에 나타나는 것으로 구토나 하혈, 의식장애를 일으켜 결국에는 경련, 혼수상태에 빠지는 중독증상입니다. 이것은 신기능 부전에 의하여 혈액조성 조절을 할 수 없게 되어 생기는 병입니다.

혈액이 신장에서 걸러져 오줌으로 배설함으로써 혈액성분을 조절하는데 신장기능이 제대로 작용하지 않아 밸런스가 깨져 혈액으로서의 역할을 할 수 없게 되는 것이 '요독증'의 원인이기 때문에 오줌을 마셔서 생기는 것은 아닙니다.

88. 오줌으로 만들어지는 약이 있나요?

일본의 제약회사가 중국이나 대만 등에서 건강한 사람의 오줌을 수입하여 아래와 같은 약을 제조하고 있습니다.

❶ 혈액용해제(뇌의 혈관이 막히는 뇌혈전 등의 병을 일으켰을 때 굳어진 혈액을 녹이는 약, 유로키나제)

❷ 혈액순환강화제(혈액의 순환을 잘 시키게 하는 약)

❸ 배란촉진제(난자의 배출을 촉진하는 약)

❹ 뇌하수체 호르몬제(뇌하수체에서 분비되는 성장호르몬제)

단, 오줌으로 약을 만들 수는 있어도 그 원료는 약제가 아니라 체내에서 나온 자연 물질임을 주지하세요.

89. 오줌에는 인터페론도 포함되어 있다고 들었는데 정말인가요?

암세포나 바이러스 증식을 억제하는 인터페론에는 동물 체내에서 만들어진 천연의 것과 유전자 조합의 기술을 응용해서 만드는 것 등 두 종류가 있습니다. 이중 천연 인터페론의 효과는 유전자 조합형보다 3배에서 5배 정도 강합니다. 이와 같이 마시는 인터페론은 아프리카의 케냐에서 실제 에이즈 치료에 사용되며 놀라운 효과를 발휘하고 있습니다.

마시는 인터페론은 앞서 말한 것과 같이 동물 체내에서 만듭니다. 물론 우리 인간도 동물이므로 체내에는 자연히 인터페론이 만들어지고 있습니다. 인체에서 만들어지는 오줌에도 미량의 인터페론이 나오기 때문에 오줌을 활용하지 않는 것은 정말 안타까운 일입니다.

90. 오줌은 점막이나 피부에도 흡수된다는데 사실인가요?

입에 국한되지 않고 코, 눈, 귀, 피부 등 외부에 나와 있는 점막 부위에는 점막상피세포가 있습니다. 이 점막상피세포는 외부와 접해 있기 때문에 항상 강력한 면역작용을 발휘하여 우리 몸을 병으로부터 지켜주고 있습니다. 오줌 성분이 이들을 자극하면 면역작용의 스위치가 작동되어 생리활성물질(체내에서 세포가 자극을 받으면 분비되는 물질)이 출동하여 본래 건강한 몸으로 돌아가려는 작용을 합니다.

최근 연구에 의하면 오줌에 있는 생리활성물질이 입이나 목 안에 있는 악하선, 타액선, 편도선, 기타 임파선에 흡수되었을 때 그 효과가 몇 배나 높아진다고 합니다. 따라서 오줌을 입으로 마시거나 눈이나 귀에 넣거나 피부에 바르면 대부분의 병에 효과가 있습니다.

91. 입안에 머금고 있으면 효과가 높아진다고 하는데 왜 그런가요?

앞의 내용과 같이 입 주위의 점막상피세포나 악하선, 타액선, 편도선, 임파선 등에 오줌이 흡수되어 자극을 주면 아무래도 효과가 커진다고 할 수 있습니다. 오줌을 한 번에 마셔 버리는 것보다 될 수 있는 대로 장시간 입안에 머금고 있는 편이 오줌의 유효성분이 침투하는 데 유용합니다.

92. 활발하게 장을 움직이는 효과가 있다는데 사실인가요?

오줌은 다양한 연구나 경험으로 봤을 때 유산균 등 장내에 살고 있는 선옥세균에는 극히 좋은 영양원이라는 것을 알 수 있습니다. 그것은 오줌 속에 정량의 질소화합물과 균형 잡힌 미네랄이 함유되어 있기 때문입니다. 대장 내에 유산균 등의 선옥세균이 증식하면 대변 양이 늘어나 변비가 해소됩니다. 또한 선옥세균에 의해서 아미노산(단백질을 구성하는 성분), 지방산, 비타민 등의 유익한 물질이 만들어지므로 이것을 흡수해서 체내에서 재이용하도록 합니다.

93. 효과는 언제쯤 나타나나요?

우선 소까이 편집부에서 조사한 결과를 보면 요료법을 시작해서 어느 기간에 효과가 나타나느냐는 질문에 51%가 1개월에서 6개월 사이라고 대답하고 있습니다. 하루에서 20일 사이가 27%, 일주일에서 4주간이 14%라고 합니다. 이런 수치도 병이 어느 정도 진행된 후부터 요료법을 시작했는지와는 별개의 문제입니다. 요료법의 효과가 병의 진행 정도와 밀접하게 연관되어 있는 것은 당연합니다. 더구나 약에 중독된 후에는 효과가 더 늦게 나타나기 마련입니다. 따라서 요료법은 조금 더 건강할 때, 조금 더 젊을 때 시작하는 게 좋습니다.

94. 요료법 효과가 나타나면 몸에는 어떤 변화가 있나요?

요료법을 시작하면 대부분의 경우 곧바로 다음과 같은 변화가 나타납니다.

첫째, 혈액순환이 잘된다.

둘째, 혈색이 좋아진다.

셋째, 수족 냉증이 해소된다.

넷째, 변통이 좋아진다.

다섯째, 손이나 피부가 고와진다.

여섯째, 손톱이나 머리카락이 잘 자란다.

이러한 변화가 일어난 후, 일정 기간 호전반응이 나타날 수 있습니다. 특히, 류머티즘, 통풍 등에 많이 나타납니다. 호전반응에 대해서는 다음 질문에서 상세히 말하겠습니다.

95. 요료법의 호전반응은 어떤가요?

호전반응이란 오줌을 마시면서 증상이 일시적으로 악화되는 것 같은 상태를 말합니다. 오줌이 체내에 들어가면 요산을 포함해서 오줌 성분이 여러 부분으로 흡수되어 침투합니다. 그러면 세포가 활발히 활동을 시작하기 때문에 체내 여러 부분에 반응이 일어납니다. 이때, 호전반응이 발생하지만 이것을 극복함으로써 효과가 나타나게 됩니다. 따라서 일시적인 증상을 보고 악화됐다며 성급하게 요료법을 중단하지 않는 게 중요합니다. 요료법을 계속하면 이 증상은 자연히 사라집니다.

호전반응에는 습진, 뾰루지, 설사, 미열, 환부 통증의 증감, 이나 잇몸 통증, 타액 증가, 귀울림, 피로감 등이 대표적입니다. 이외에도 눈이 실룩거리고 근육경련을 일으키거나 잠이 많이 오고, 머리 회전과 언어가 둔해지는 경우가 있습니다. 그러나 호전반응은 모든 사람에게 나타나는 것이 아니라 질병에 따라 다르게 나타납니다.

96. 호전반응 기간은 얼마나 되나요?

호전반응이 나타나는 시기가 불규칙한 것처럼 계속되는 기간도 일정치 않습니다. 보통은 3일에서 일주일 정도로 끝나는 사람이 많으나 때로는 1개월에서 1개월 반, 또는 그 이상 계속되는 사람도 있습니다. 호전반응 기간 중 신경 통증이 증가하거나 전신 피부병과 같은 증상이 나타나는 등 여러 가지 증상을 경험하는 사람도 있습니다.

호전반응이 장기간 계속되면 대부분 요료법을 단념하고 맙니다. 이것은 병이 낫는 징조이므로 되도록 중단하지 말고 끝까지 계속하기 바랍니다.

97. 어떤 사람이 요료법을 하나요?

통계에 의하면 남성이 56%, 여성이 44%로 남성이 더 많은 것을 알 수 있습니다. 요료법을 실행하는 사람들의 연령을 보면 60대가 전체의 37%로 가장 많고, 70대가 26%, 50대가 17%, 40대가 13%, 80대가 4%이며, 60대를 정점으로 40대에서 80대의 중노년층이 대부분을 차지하고 있습니다. 그래서 평균 연령은 62.3세가 됩니다.

98. 어린아이가 해도 아무런 해가 없나요?

없습니다. 왜냐하면 누구나 태아였을 때 양수속에서 자기의 오줌을 마시며 살았기 때문입니다. 아이가 간질이나 아토피성 피부염 등으로 괴로워하면 꼭 요료법을 시키세요. 가능하면 자기 오줌을 마시는 게 좋으나 아이가 어려서 오줌을 채취하기 힘들 경우에는 엄마의 오줌도 상관없습니다. 이 경우에는 1~2 스푼 매일 마시게 하면 좋습니다.

아이가 싫어해서 마시지 않을 경우에는 물로 희석하거나 주스나 우유에 섞어 마시게 해도 상관없습니다. 또한 요료법은 임산부가 시행해도 문제가 없습니다.

99. 오줌 중의 유효성분은 장에 흡수되어도 유효성을 잃지 않나요?

오줌은 다른 음식물과 마찬가지로 소화관을 통과하는 동안에 몸에 필요한 성분이 흡수됩니다. 예를 들면 생리활성물질과 같은 미량의 유효성분은 입안의 점막 등에서 우선 흡수되며 그렇지 않은 성분도 대장까지 이르러 장내세균의 영양원이 되어 변비 해소에 도움을 주거나 선옥균에 의한 아미노산이나 비타민 등이 만들어지기 때문에 유효성을 잃지 않습니다.

100. 효과나 메커니즘은 과학적으로 증명되어 있나요?

오줌을 마시는 것으로 증세가 좋아지는 것은 과학현상이 아니라 생명현상에 가깝습니다. 따라서 요료법으로 병을 고치는 메커니즘은 명확하게 밝혀지지 않았습니다. 여러 가지 식품도 체내에서 혈액으로 변하는데 혈액으로 변하는 메커니즘이 명확하지 않습니다. 마찬가지로 생명체에 대한 오줌의 영향도 분명하지 않지만 오줌을 마시면 병이 낫는 것은 확실합니다.

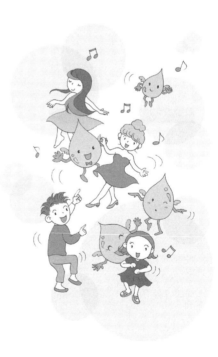

– 오줌의 성분 분석표 –

유기성분(30~40g)

총 질소	16.8g
요소	14.7g
요산	0.18g
암모니아질소	0.49g
크레아티닌	0.58g
마뇨산	0.6g
인디칸	0.005~0.002g
유로크롬	0.4~0.7g

무기성분(20~25g)

나트륨	6~8.4g
염소	11.1~18.2g
칼륨	1.8~2g
칼슘	240~320mg
마그네슘	2.9~6.39m mol
철	60~100ug
구리	250ug
아연	451±164ug
일산화탄소	0.21mg
세레니움	0.5mg

케이산	0.13mg

유기산

아세트산	3~15mg
회산	0.8mg
구연산	0.3~0.9mg
구르크론산	3.0~20.0mg
수산	1.5~30mg
피루핀산	15~30mg
유산	3.0mg
산화촌산	79.5mg

아미노산(단위; ug/mg)

아스파라긴산	3.4
아라닌	12.8
알기닌	1.7
그리신	65.9
구루타민	49.3
시스틴	8.3
세린	26.7
타우린	59.2
타로린	12.8

트리프토판	11.1
파린	3.8

비타민

비타민 B₁	4.17±190ug
비타민 B₂	30.7ug
비타민 B₆	195ug
비타민 B₁₂	0.44mg
엽산	2.0~6ug
카르틴	57.7±9.6mg
아스코르빈산	0.57~6.5mg
니코틴산	3.8mg
판토테인산	45ug
코린	79ug

핵산 관련 물질

아란토인	0.17mg/kg
퓨린염기	0.2~1.0mg/kg
구아니딘초산	0.2~0.5mg/kg
7-메칠구아닌	0.09mg/kg

당질 배출량

포도당	30~130mg
후락토즈	0.26±0.16mg/kg
락토즈	23~84mg
갈라토스	48~50mg
아라비노즈	18~38mg
펜토즈	70mg

그 외의 성분

인도루 3초산	5~18mg
세로토닌	130~260meq
히스타민	$0.2~1\mu g$
D-구루카루산	39±17.9umol
CAMP	3.61±0.19umol
에리즈로포애린	2.8~4.0단위
2-페닐에칠아민	$886±84\mu g$
P-타라민	$83±260\mu g$
푸로스타그란딘E1	
카리크렌인	

출처; 생화학 핸드북

엮은이 소개

• 김정희 ✻

서울대학교 보건대학원에서 석사학위를 취득하고 서울대학교와 동덕여자대학교에서 강의했다. 1991년 한국 MCL연구회를 설립하여 요료법의 놀라운 효능을 국내에 소개하고 실천하는 전문가이다. 그동안 『요료법과 줄기세포』, 『의사가 체험으로 말하는 요료법』, 『기적을 일으키는 요료법』 등을 펴냈다.

• 오영교 ✻

현재 오영교 선교사는 미연방침의사(NCCAOM), 혜민한방병원원장(미국 콜로라도), 주의손힐링터치 대표로 활동하며, 여러 나라에서 사역하고 있다.